井上雅文 講義録

脉から見える世界

古典鍼灸の深さを知る

編者　古典鍼灸研究会（付脉学会）

略歴

井上 雅文（いのうえ まさふみ）

1937 年	東京都豊島区巣鴨に生れる
1960 年	立教大学文学部キリスト教学科卒業
1963 年	東洋鍼灸専門学校卒業
	本間祥白氏、父・井上恵理氏に師事
1971 年	豊島区西池袋に独立開業
1973 年	古典鍼灸研究会会長に就任
1980 年	『脉状診の研究』（自然社）上梓
1984 年	原塾（現日本内経医学会）発足に参加
2007 年	10 月 14 日逝去 （享年 70 歳）

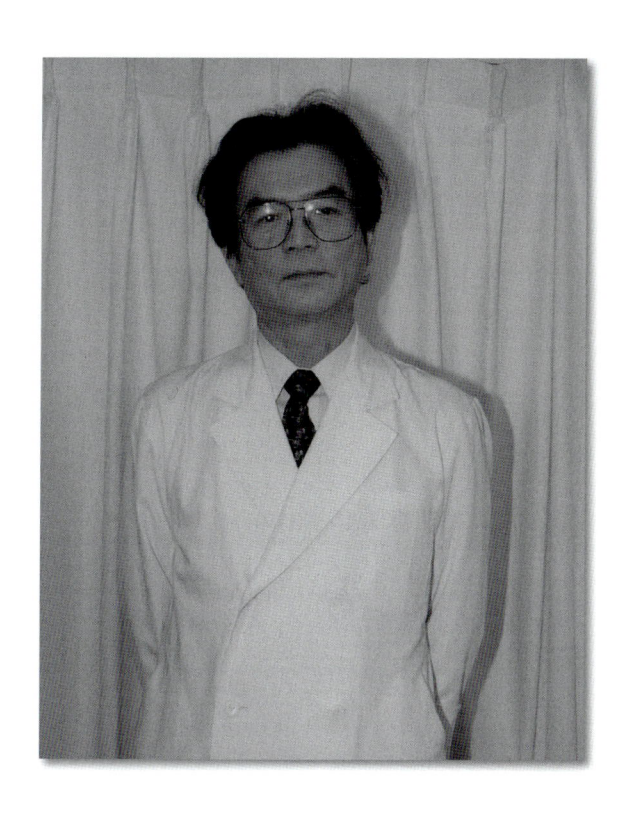

中国伝統医学の脈診法は文献上二千年以上の歴史を有し、西洋医学のそれとは異なり、病と身体全体の諸様相を表現するのは勿論のこと、病因や予後診断ばかりではなく、治方とやがて病むであろう病気をも示唆する診断法である。

井上雅文

IV ● はじめに

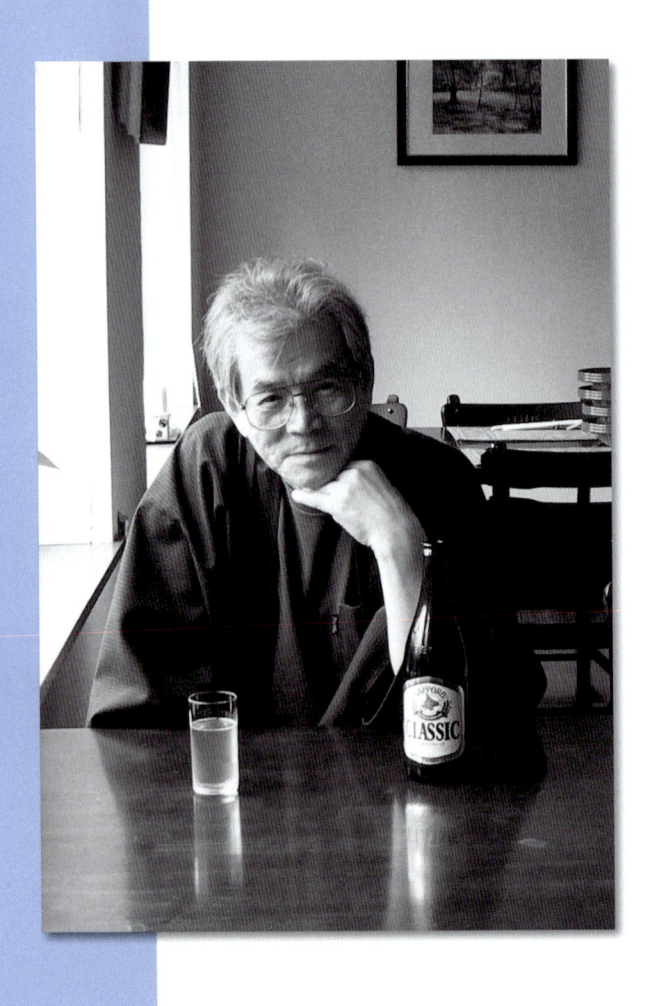

はじめに

　本書は 1980 年に出版された『脉状診の研究』以来、表現されることのなかった故井上雅文先生の臨床世界を表したものです。

　2006 年 11 月、講演を終え蕎麦屋に向かう道すがら、「これをまとめて本にしたい。これを第 1 部にして臨床編を第 2 部にして、タイトルは今日と同じで」と井上先生が述べられたことが始まりでした。

　この時の講演のタイトルが、『脉から見える世界』でした。また限定的に公開していた先生のホームページにも『脉から見える世界』と付されていました。

　翌年の 10 月 14 日に先生が亡くなり、出版の話は頓挫しました。しかし先生の臨床世界を一研究会の中だけに留めておくには惜しく、また広く世に問いたいという思いから、その遺志を継いで生前に話の出ていた『脉から見える世界』を編纂することにしました。

　作業は、過去 10 年間に行われた古典鍼灸研究会セミナーでの井上先生の講義のテープ起こしから始めました。講義で述べられていない事柄については古典鍼灸研究会会報『砭石』、『脉状診の研究』などの過去の著述から抜粋しました。

　第 1 章から 3 章までは人迎気口診の文献上の解釈およびどのように鍼灸臨床へつなげたか、井上脉状診の基礎的な事柄が述べられています。第 4 章は臨床各論となり、30 あまりの病気について考え方と具体的な施術方法を記載しました。各論に入らないものの是非とも触れていただきたい井上先生の"臨床のまなざし"をコラムとして随所に入れてあります。

　特に各論については、臨床の場ですぐに使えるように穴名や対症療法の方法などをまとめて載せました。利便性の反面、臨床の幅を狭めてしまうのではないかと議論があったところです。あくまでこれは基本の一例でしかないということをご承知おき下さい。

　本書の臨床の理解を深めるには『脉状診の研究』が必須の図書です。また、病証観等を知るには過去の著述を集めた『鍼灸師の医学を目指して』を参考にして下さい。

　本書に書かれてある施術法をマニュアルのようにただ丸暗記して行うのではなく、井上先生の病証観と人迎気口診とをともに学ぶことで、さらに臨床を深めていっていただければ幸いです。

　2011 年 7 月

『脉から見える世界』編集委員会

目次

井上雅文 略歴 .... Ⅱ
はじめに .... Ⅴ
講習を始める前に .... Ⅷ

第1章　文献に見る人迎気口診 1
人迎気口診の概歴と診断内容 2

第2章　祖脉 7
1. 八祖脉について 8
　　（1）浮脉・沈脉　8　　（2）遅脉・数脉　10
　　（3）虚脉・実脉　11　　（4）滑脉・濇脉　12
2. 祖脉と陰陽虚実 13
3. 祖脉と内外傷 15
4. 脉の滑濇と病証の順逆 16

第3章　人迎気口診 19
1. 祖脉による診断の記号化 20
2. 脉が示す内外傷と手足の要穴と兪募穴 24
3. 脉が示す内外傷（病因・病証）と症状 27
　　（1）虚労虚寒　27　　（2）虚労寒湿　27
　　（3）労倦湿症　29　　（4）気虚寒湿　29
　　（5）気虚虚寒　30　　（6）労倦虚風　31
　　（7）血虚湿症　32　　（8）血虚虚風　33
4. 病証に対する選経・選穴 34
5. 脉による予後診断 36
6. 「治未病」について 39
　　（1）脉状のパターン（病証）から病態の変化、伝変、そして終末を考える　39
　　（2）脉の変化の病証的意味　40
　　（3）虚遅の病態→実数の病態（終末の病態）　40
7. 問診の仕方 42
8. 脉診の指の置き方と部位 48
　　（1）六部定位脉診　48　　（2）人迎気口診　49
9. 診断から治療へ 50
　　更年期障害に対する経絡治療　50

第4章　臨床応用編 55
井上脉状診の治療で使われる手技について 56
　　（1）本治法における補寫　56
　　（2）散鍼　56
　　（3）知熱灸　57
臨床応用編について 59
　　（1）本文について　59
　　（2）基本の施術　59
　　（3）利用について　59
1. 感冒・流感 61
2. おたふく風邪（耳下腺炎） 69

3. 半身麻痺 …………………………………………………… 71
4. 痺病（リウマチ）……………………………………… 74
5. アトピー性皮膚炎 ……………………………………… 78
6. シェーグレン症候群 …………………………………… 82
7. 労瘵（肺結核）………………………………………… 84
8. 精神神経疾患 …………………………………………… 85
   （1）鬱病　85　　（2）更年期の躁鬱　85
   （3）過呼吸症候群　87　　（4）統合失調症　88
   （5）ノイローゼ　90
9. 頭痛 ……………………………………………………… 94
10. 眩暈 …………………………………………………… 99
11. 眼病 …………………………………………………… 104
    （1）白内障　104　　（2）逆さ睫毛　106
12. 耳疾患 ………………………………………………… 108
    （1）耳鳴り・難聴　108　　（2）突発性難聴　109
    （3）中耳炎　110
13. 花粉症と鼻の病 ……………………………………… 115
    （1）鼻水、鼻づまり　115　　（2）不聞香臭　116
    （3）鼻茸　117
14. 口眼喎斜（顔面神経麻痺）………………………… 121
15. 面痺（歯痛・三叉神経痛）………………………… 129
16. 喘息 …………………………………………………… 133
17. 下痢・泄瀉 …………………………………………… 138
18. 便秘 …………………………………………………… 143
19. 痔疾 …………………………………………………… 145
20. 淋病（膀胱炎・前立腺肥大）……………………… 148
    （1）膀胱炎　148　　（2）前立腺肥大　149
21. 痛風 …………………………………………………… 152
22. 打撲・捻挫 …………………………………………… 154
23. 頸肩腕疾患 …………………………………………… 156
    （1）肩こり　156　　（2）寝違え　157
    （3）むち打ち症　158　　（4）五十肩　158
24. 腱鞘炎・弾発指 ……………………………………… 164
25. 腰痛 …………………………………………………… 166
    （1）ぎっくり腰　166　　（2）不可俛仰（ふぎょうすべからず）　167
    （3）坐骨神経痛　168
26. 股関節痛 ……………………………………………… 173
27. 変形性膝関節症 ……………………………………… 175
28. 調経 …………………………………………………… 180
29. お産の鍼灸 …………………………………………… 188
30. 子宮筋腫 ……………………………………………… 191
31. 小児鍼 ………………………………………………… 194

第5章　最後の講演 －東洋鍼灸専門学校において－ ……… 197

あとがき ………………………………………… 221

講習を始める前に

　鍼灸ってのはこうあるべきだっていう、あるいはこれが鍼灸なんだっていう、治療のオーソドックスな形はありません、残念ながら。ですから100人鍼灸師がいたら100通りのやり方、形式があります。それをある枠の中でやるというのが古典研（古典鍼灸研究会）の講習会ですね。それじゃそれが終わった時点で何がわかるかというと、鍼灸師が扱う病気はほとんど対処できる。対処できるってのはどういうことかというと、診断して治療して、予後判定までできるようになっていく。それは当たり前のことなんですが、なかなか日本の鍼灸界では難しい。ですが、治る病気と治らない病気が区別できるとしたら、それは仕事として成り立つ。治らないのはやらない。治るのだけやればいいんですね。そういうふうになるための実技であり、勉強、講義なんですね。

　で、他の講習会と比べて変わっているのは、比較してもしょうがないんですが、やはり古典を読むための力をつけたい。皆さんといっしょに古典の研究をしていきたいという趣旨が含まれていて、いろんな講義が行われる。ですからこの講習会では自分の実技、診断、脈診が中心ですが、そういうものの他に自分の研究課題ですよね、それから自分がこれから勉強しなきゃいけない問題、の発見にも役に立つ。

　まず一つは鍼灸の論理、病証学ですね。それから鍼灸の実技。

　大きく言って二つに分かれます。病証学っていうのがなぜ必要かっていうと、身体が病気になることの背景にはね、あるいは原因とか現在の状態というのは、東洋医学的な言葉でどういう状態なのかっていうことを知らなきゃいけない。

　それで一番肝心なことは、身体の病態、病気の状態を専門的な言葉で把握する。その把握したことでどういう経穴をどのような手技でやるのかがすぐわかってこなくては、それは臨床じゃないんですね。ですから、部分的な病気の治療もさることながら、その人の身体全体がどういう状態なのかというのを把握するためには、病証学の知識がどうしても必要。

　その病気の原因が何であるか。気血の状態がどうなのか、ということによっ

て、必要項が変わる。しかもその病態と、脈なり、現れている身体からの情報ですね、そういうものを合わせると、治療した後にどうなったらよくなっていくのか、あるいは最初にこういう状態だったらこういう脈をして、こういう色でなければならない、あるいはこういう手足の温かさじゃないとならない、それならばこの病気は治せる病気なんだということがわかるんですね。

　ですから病名を言うこともありますけど、その病気が病証的に見てどういう状態の時には治るのか、そうじゃない時には治らないんだということを皆さんに覚えてもらいます。

　で、大変なのは診断過程で実技ができないとですね、実技というのは鍼を持って手をどうやって動かすかっていうことです。実技担当の講師の先生方は、たいてい年取ってから実技を覚えた。30代以上ですね。ですから苦労

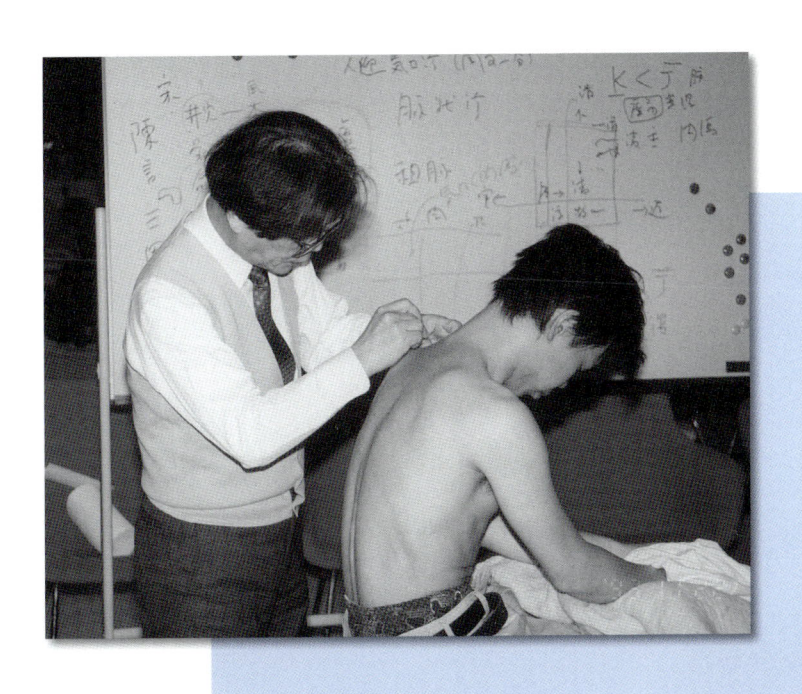

していると思うんですね。皆さんもその苦労を一緒にやるわけだから。20代はその場で覚えちゃう、早い、30代は30代なりのペースでやると。そんなことで覚えてくだされば実技は完成すると思う。

　めげないでもらいたいんですよね。今はやる気満々だろうけど、やがてくじけますので、できないと。そこんとこを何とかついていく。

　習うということはどういうことかというと、今まで皆さんがなさってきた耳から入ったり本で読んだりする世界とは隔絶した世界だと思ってください。こういう手の動かし方の練習をして、こういう鍼を打つんだっていう過程なんです。

　脈診は手の指紋の先というか指先の部分で見るんですけどね、もちろん恰好もあるんだけど。このつるつるしたテーブルとすりガラスの区別が、指先でできれば脈診はできます。

（1995年9月）

第1章

文献に見る
人迎気口診

人迎気口診の概歴と診断内容

　脉状診をどうして始めるようになったのか、ちょっと申し上げないとその意味もわからないと思いますのでお話ししますが、病気の原因、これが外因、内因、不内外因と３つに分かれる。この病気の分類の仕方をどこから採ってきたかというと、宋の時代の中頃に陳言という人が『三因極一病証方論』を書くんです。普通『三因方』という。ここにその外因、内因、不内外因と書かれてある。経絡治療を作った人たちがその『三因方』にこういう分類の仕方があるというのを、『三因方』を読まないで、他の本からの影響で（経絡治療の）理論の中に入れたんです。

　どうして本を読まなかったか。まず規制があるため読めなかった。それから『三因方』の一番良い本がなかった。一番良い本というのは1984年に中国から出ている。それまでは『三因方』のテキストというのは実際にない。1984年にやっと中国から出て、横書きですけど。

　その本を読んでもう一つ明らかになったのは、ただ単に病因の分類ではなくて脉状による分類だったんです。もちろん不内外因というのは脉状ではわからない。つまり、外因、内因以外のものですから脉状に直接関係ない。ただ外因と内因は脉状によって分類できる。その３種類で、外因はこういう脉状の時に風というんだ、こういう脉状の時に傷寒というんだ、こういう脉状の時に湿というんだ、という分類をする。内因の脉状も書いてある。

　脉状による内外の病因分類法というのは、宋の時代からずっと金、元、明のはじめまで中国に確かにあった。ですからその当時の文献を見ると、この脉状による診断がその時代ずっと実用化されてきたということが文献においてわかる。その分類を『三因方』でいっているんですが、脉状によるというのが経絡治療を作った人達がこの文献に当たっていないものだからわからないんですね。

　病気の原因とか病名によって記述されている本がたくさんあります。たとえば今古典研究会で使っている『名方類証医書大全』という本ですが、その『医書大全』は江戸時代は『医方大成論』と呼ばれていたんです。これは江戸時代によく読まれていた本で、経絡治療の人たちは病証学の教科書として使っていたんです。そこには風なら風の症状と分類とそれから脉と治法が書いてあるんです。もちろん湯液の本ですから治法は薬方で書かれているんですけど、この本は脉診を使っているんですね、『三因方』の。最後のほうになる

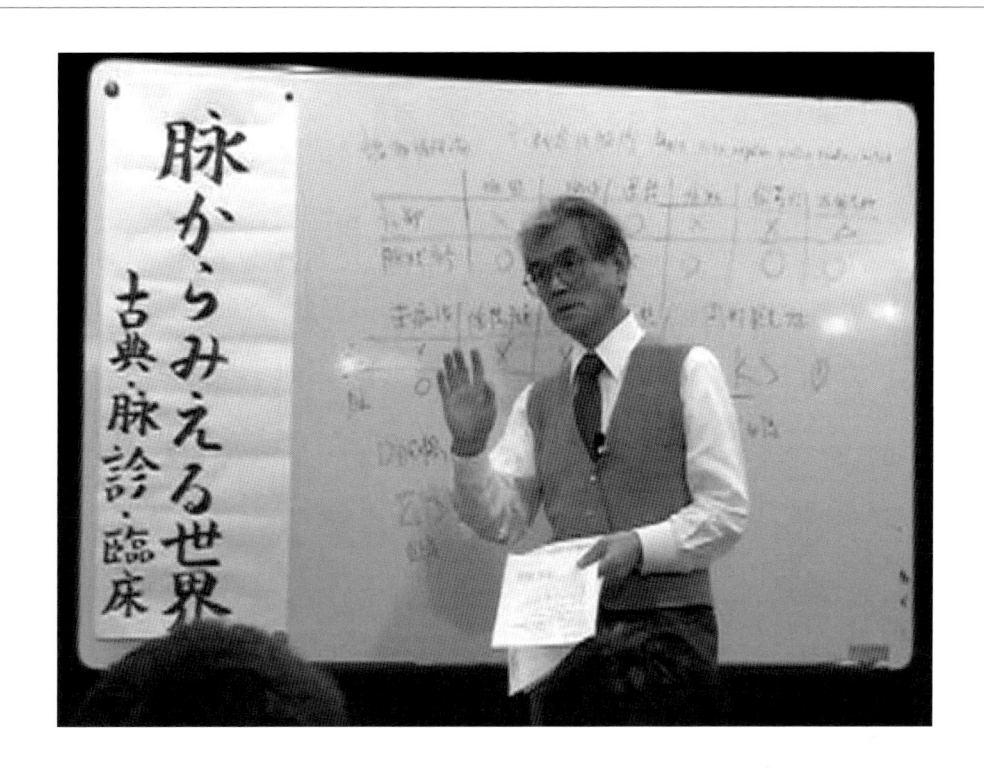

と脉状が出てくるんです。この脉状によって風というのが診断できると書いてある。経絡治療の人たちは前半の、風なら風という病気をどのように分類して、症状によって分けるかという内容をまずは採用する。ところが脉状は採用しない。

これは、経絡治療の理論形成上で岡本一抱と張介賓という人の影響がすごくあるんですが、二人ともこの脉状診を否定しているからなんです。どういう否定の仕方かというと、この脉状の診かたというのは『素問』『霊枢』にないということで否定しているんです。石田秀実さんという中国の伝統医学に非常に詳しい先生によると、岡本一抱や張介賓という人たちは"復古尊経学者"、つまり『内経』に書いてある、『素問』『霊枢』に書いてあるものだけが本物であって、それ以外のものは本物ではない。経旨にそぐわない方法であるからやってはいけない。この脉診法を使ってはいけないという人たちなんです。

『素問』『霊枢』『難経』を見ると確かにそういう脉診法、『三因方』に書いてある脉診法は一切ない。名前はありますけど、内容からいって全然違う脉診法であるわけなんですね。経絡治療の人たちもそれを踏襲している。理論は使うけれども診断としては脉状診は使わないとしてしまったんですね。

だからその時々の文献なり、書いた人の影響というのは大きいですよね。今でもそういうところありますけどね。

この脉診法は何かというと人迎気口診です。人迎気口という名前は『素問』にも『霊枢』にも出てきます。人迎というツボと、手の脉とを比較して何倍かというのが『霊枢』の終始篇に載っていますが、名前は同じでもこれは全然違います。

一番最初に出てくるのが『脉経』からです。これは3世紀半ばくらいの本です。もちろん王叔和という人が書いたのではなく編集した本だと。この『脉経』にはそれまでの脉診に関することがだいたい載っている。しかもそれは何の評価もなしに載っている。あとになって編集して載せただけ。この中から統一した脉診を見つけようというのは無理なんです。その当時までに残っていた脉診の仕方とか、医学思想とか理論が載っているだけ。その中に人迎気口診が載っていた。だから2世紀半ばまでに一応そういう脉診法があったということだけはわかっている。そのあとの文献が途絶えてしまって、『三因方』になってしまう。

脉診、脉状診と関係なく、この病因の分類は『金匱要略』にある。一応名残があるとされていますけれども、内容は脉状診によるものではない。

この脉状診は日本ではどの時代までやられてきたかというと、曲直瀬道三の師匠の田代三喜という人が明に留学して、その時にこの脉診法を金、元の

コラム❶　鍼灸師としての社会参加

皆さんね、余計なことではないので言っておきますけど、新聞は必読書ですからね。必読書っていうのもおかしいか、必要不可欠な読みものです。これはね、読まなきゃいけない、毎日。なんで読まなきゃなんないかというと、この世の中に生きてる時に、鍼灸師としてどういうことをやるべきかってことを新聞を通して、社会事象を通して僕ら学ぶんですよ。

たとえば、この頃小学校で、午前中子どもがはっきり目が覚めない。原因は何かっていったら、まず夜更かしが一つ。あとちゃんと寝てても目が覚めない。それは何かって言ったら、鬱状態、子どもが。ただ普通に両親のもと、あるいは家庭の中で生きてることだけで、抑圧が働いてるの。だから午前中目が覚めないでやっと午後になって昼飯食って少し昼休みに運動すると目が覚めてきて、集中するっていう、それが問題になってるんです。

じゃあ鍼灸師としてこういう子どもが治療に来た時にどういう治療をしたらいいか、ということを考えなきゃいけない、という意味で必要なんです。それから少子高齢化にしたってそうですよね。少子の問題を鍼灸師としてどう考えるか、高齢化っていうことを鍼灸師としてどう考えるかっていうことをしなきゃいけない。それが鍼灸師としての社会参加なんです。

医学書とともに輸入したんです。金、元の医者は全員この人迎気口診を採用していた。当然日本に入ってきた。初代道三から二代目玄朔まで、その弟子まではこの人迎気口診をやっていたという記録があります。江戸の元禄時代まではそういう形跡があるんですが、そのあとはたぶん日本の古方派の台頭とともにその脉診をやる人がいなくなってしまったということじゃないかと思うんです。

だから、六部定位脉診というのが寸関尺診であっても経絡治療の人たちの発明であるのに対し、人迎気口診は正に、非常に伝統的な脉診法の一つには違いないんです。ただ経旨に沿っていないということで、こういう人たちに批判されたんですね。

病因という時に本間祥白先生が脉状と外因の関係を歌にしているんですね。「かぜがふこうがかんちきん、あつくてちんぷく、しつちんかん」（風が浮洪が、寒遅緊、暑くて沈伏、湿沈緩）という。本間先生は著作もさることながらこういうコピーを作るのがうまかったんですよ。

この浮洪とか遅緊とか沈伏というのは脉状なんですよ。これは『大成論』から採ったんですよ。『大成論』からこのコピーを作った。風というのは浮・洪という脉を示し、それはどこで示すかというと人迎で示す。人迎がこういう脉状であったら各々こういう病因ですよ、という話なんです。で、人迎気口診を採らないで、脉状と病因の関係だけを書くのはおかしいんです。おかしいんですけど、人間というのは一つのところを見ていくと、他は見られないんですね。

結局そんな言葉で簡単に言うけど、僕はつくづく実感しましたよ。最初に僕が考えたというかやろうとしたのは六部定位脉診で脉状診をやろうとしたんです。脉状と確かに古い人は言うんですよ。だけど、どこの場所のどういう脉状が何を表しているか、ということは一切言わないんですね。言わないのはなぜかというと、知らないんですよ。口で言うだけでね、わからなかった。だけどこういうふうに整理していけば、人迎という場所で診るんだなとわかる。

では、人迎はどこの場所で診るのかというと関前一分ですよね。左人迎、右気口となります。この関というのは寸関尺の関で、なぜ寸関尺の関だと言えるのか、それは『脉経』の巻二に、右手の寸の部は、肺、大腸、そのことを言う時に気口の前寸口と言っている。だから右手の寸の肺の脉は気口の前にあるんだな。それから尺中のことは神門の後ろ尺中と言っている。簡単に言っちゃうと人迎気口は寸関の間、寸・関・尺の寸関の間です。右と左の違

いがあるだけ。神門は両方にある。

　で、神門も重要なんですね。関後を神門と言うんです。詳しく言うと人迎気口神門診で、神門は何を診断するかと言うと生死を診断する。両方とも脉がなければその人間の根本というものがないという状態なんだから、死ぬんだということ、両方ともなければですよ。ただ生き死にを診断するだけです、神門は。これ重要なんですね。

　あとは関前一分で内因と外因を分ける。内因を分けるのは何を分けるのかと言うと感情。その人がどういう感情で傷られているかということを脉状で診断する方法なんです。それからもう一つは『三因方』には書かれていないんですけど、気血、人間の気血とか人間の体型とか、つまり痩せているとか太っているとか、太いとか細いとかいうのも気口のほうで診るんです。

　それは『千金方』という本、『脉経』以後、隋唐の時代になりますけど、だいたい7世紀くらいの書物の中に人迎気口診のことが載っていて、しかもその人迎気口診の気口の部分で人間の体型、肥っているか痩せているか、背が高いか低いか、細いか太いかがわかると書いてある。痩せているやつは脉が浮いているし、肥っていれば脉が沈んでいるし、太っていれば脉は太いし、体が細ければ脉は細いし、というような記述があるんですね。これも同じように右手の気口で診断できるんですね。大雑把にいうとこれが人迎気口診の歴史と診断の内容です。

第 2 章

祖脉

1　八祖脉について

(1) 浮脉・沈脉

　浮脉と沈脉の定義を言いますね。浮脉というのは、脉の中心、または脉の一番強い所が、脉診部の深さの中央より上にある。たとえば、脉診部の深さってね、せいぜい7、8mm。この深さ。そこまでいっちゃうともう、骨。骨というか、それ以上いきようがない。皮膚の高さから、一番下までの間っていうのは、せいぜい7、8mm、平均して5mmですよ。これが皮膚です。これは、基底ですね。脉診部の、寸口の、この深さがあります。その深さの中央というのがあるんですね。

　皆さんは脉のイメージっていうのはどうなのかな、僕はボールなんです。たぶん動脈は線で、つまり管で上下してると思うんです。あるいは膨らんでいると思う。だからトータルでいえば棒だけど、一本一本の指に、三本の指に当たる時は僕はボールっていう感覚なんですね。そういうイメージ。大きいのもあるし、小さいのもありますよね。ともかく浮に大小は関係ない。あるいは脉によっても上のほうが強いのと下のほうが強いのがあるんです。

　ボールがこう、指に触りますよね、その時、上のほうに強いのがある、あるいは下のほうに強いのがある。

　ともかく優先的なのは、この脉の中心がこの脉診部の深さの中心よりも上にあることなんです。それが一つの基本。これは浮いてる（**図 1-1**）。それから、この強い所がありますね。この強い所が脉の中心より下にあります。だけど、それが脉診部の中央より上にあった時、浮脉という（**図 1-2**）。じゃあ、この脉の中心より上に強い所がある、その時全体としては沈んでるかも知れない（**図 1-3**）。脉の中心も、脉の強い所も、脉診部の中央より上にある（**図 1-4**）、で、浮脉だというふうになる。

　もっと簡便な方法を言えば、一つの、浮脉の候補というのは、皮膚に触った時、その脉診部の皮膚が、ともかく脉拍っていれば、浮脉の候補。浮脉とは言えないけど、まず80％浮いてるな、ということは言える。もうこういうふうに、こうぱっと触れただけで、脉がある、脉に触れちゃう。

　で、これがね、また年寄りと若い者の話になっちゃうんだけど、この皮膚に触れるか触れないかの所に指を置きなさいっていうと、若い者はすぐできる。年寄りは加減が難しい。行き過ぎるか足らないかです。それがやっぱり

図 1-1 ■

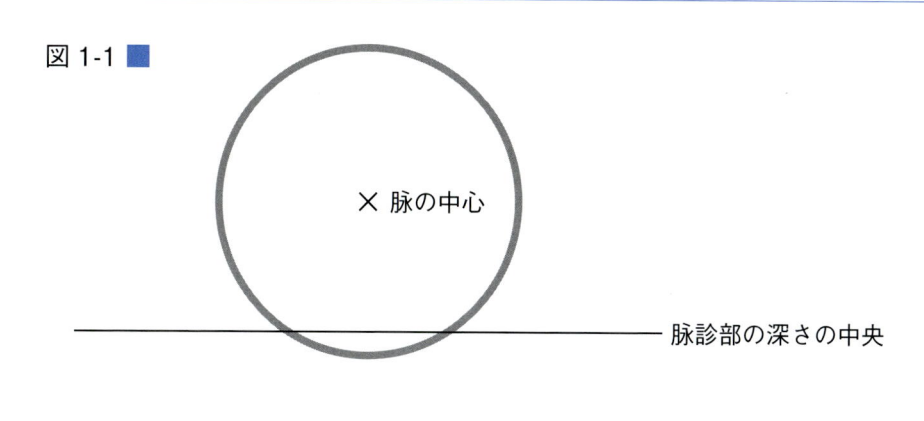

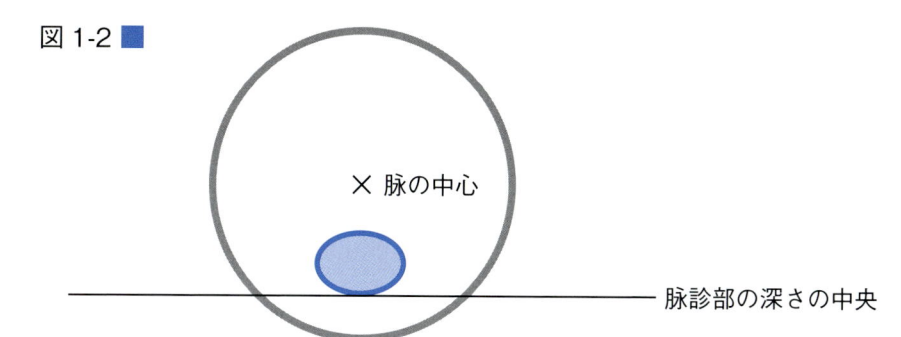

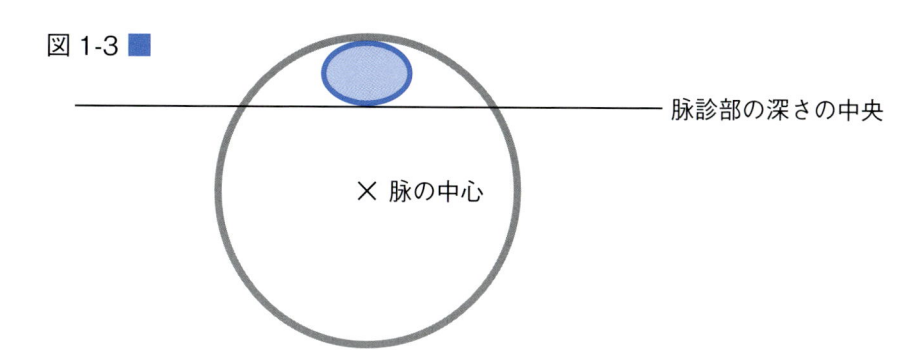

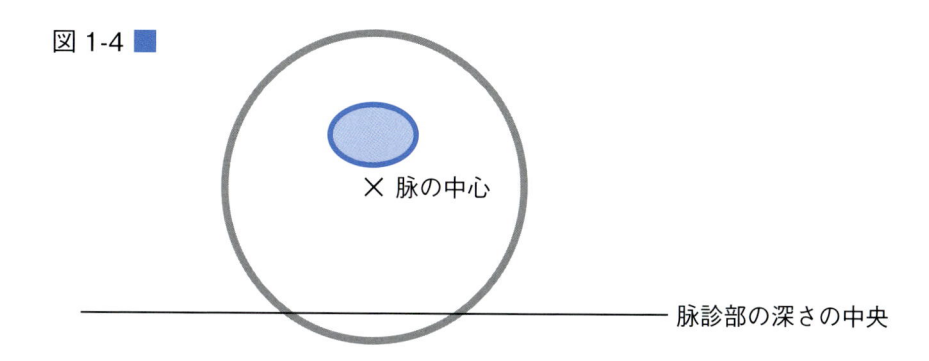

× 脈の中心

―――― 脈診部の深さの中央

図 1-2 ■

× 脈の中心

―――― 脈診部の深さの中央

図 1-3 ■

―――― 脈診部の深さの中央

× 脈の中心

図 1-4 ■

× 脈の中心

―――― 脈診部の深さの中央

図 1 ■ 浮脈の様々なパターン

ね、若さなんですよ、それを調節できるっていうのが。それはしょうがないんだな。

　人間て揺れながら立ってるでしょ。一つの所に体重かけてじっと立ってるわけじゃないんですよ。微妙な所で体重移しながらまっすぐ立ってるわけですよ。年取るとね、僕なんかもそうだけど、その揺れ方が激しくなる、若い者と違って。ましてや目つぶって片足で立つなんてとても無理なんだ。それと同じなんだよ、指が皮膚に触れるか触れないかの所に置いて脉を診なさいと、そのことが非常に難しいとなってしまう。

　でも、極端に浮いてる人の脉を、ともかく診て、「あ、これが浮脉なんだな」というイメージを自分で、指で、習う。指で、感覚、知覚すること。そういうふうなことをしながらやっていくしかない。

　今、浮脉を言いましたけど、沈脉は反対ですよね。沈脉は脉診部の中央、または強い所が、脉診部の深さの中央より下にある、ね。

（1998年4月5日）

(2) 遅脉・数脉（さく）

　遅・数ですけれど、遅・数は本当は患者さんのお腹を見て測るのが一番いいと思うんです。一呼吸の間に脉が何回拍つかということです。これも2つの説があって医者の一呼吸の間に患者が何回拍つかという説と、患者の一呼吸の間に患者の脉が何回拍つかという2つの説があります。僕は後者のほうを一応採っています。

　患者の一呼吸の間、呼吸のインターバルを見た場合、医者によって呼吸が違うでしょ。たまたま同じなら一呼吸の間に何回と、これは一致するかもわからない。だけど、すごく呼吸がゆっくりしている人と少し速い人とでは、その人が脉を診た場合、患者の一呼吸の間の回数が違っちゃいますよね。ある人はそれを速いと言い、ある人は遅いと言うことになっちゃうので。でも、これはある意味、常識で、パッと診てタッタッタッとこれは速いですよね、なんて言ったってね。それから、タッ、タッ、タッ、これは遅いです。というような感じで診ることがまずあって、それから一呼吸の間がある。

　お腹がふくらんで、下がって、またふくらむまでの間に何回拍つかというのを僕はやっているんです。患者さん裸ですから、お腹見えますからね。それでこう診ているんですけれどもね。四動半が基準なんです。四動半が遅くもなく速くもない。これは昔からの脉の遅数を決める時にいろんな人が様々

言っていますけれども、結局四動以下は遅い、五動以上は速いというのが基準なんです。そうなると四動と五動の間、これが普通なんだなということが一応決められる。四動以下、四、三、二、一、これは遅いんだと。五、六、七、八、これは速いんだと。

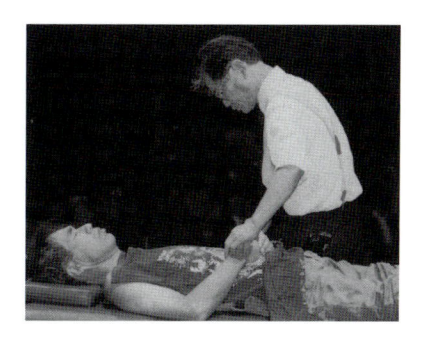

　それで子どもは、六、七動は普通なんですね。子どもの場合はね。それで、大人になったら、大人になったというのは、生理が始まる、夢精が始まる、それで大人になりますからね。その大人の脉は四動半が基準ですね。それ以下だったら遅いし、それ以上だったら速いというふうに決める。

（1995年12月10日）

（3）虚脉・実脉

　もう脉診部をいっぱい、そこからはみ出して上にあるというような脉は、実脉です。それ自身で実脉。二十四脉状をずっと調べていくと、実脉というのは大脉とイコールなんですね。古書の、脉の本の中に書いてある実脉というのは、大とイコール。

　こういうなんていうの、熟語があるでしょ、「実大」。これも漢字、文字の話ですが、「公平」っていう言葉もあるでしょ。これはね、上と下がイコールだっていう意味なんですよ、こういう熟語は。実は大なんだ、公は平ってことなんだ。古代漢語では二字熟語は上が下の意味なんだ、イコールなんだ、ということは覚えておいたほうがいい。だから実は大ということは言えるんですね。

　だけど、いつも大小が決まるわけではない。いつもでっかいわけではないから。だから、そのほかに基準をつけなきゃならないとしたら、実脉というのは、指で押せば押すほど、押し返す力のあること。

　つまり空気がぱんぱんに張っている脉。鞠、ボール、そういうものです。それは風船です。それは押せば押すほど押し返す力があるでしょ。それが実脉なんです。で、押せば押すほど、つぶせばつぶすほどそのままつぶれてっちゃう脉、なくなっちゃう脉が虚脉なんです。

　で、その差を、指で、微妙な差を見つけなきゃならない。だから、結構、浮沈じゃなくて、虚実のほうが難しいかも知れませんね。その比較、いろん

なタイプの比較がある。片一方がでっかくて、片一方は、すんごい弱い、今まで診たこともないくらい弱い脉だったらそれはいいんだけど、そのほとんど差がつかないような所で診なきゃならないっていう局面が多いので、虚実は一番難しいかも知れない。

(1998年4月5日)

(4) 滑脉・濇脉

「氵」が付いている脉というのは流れを、水の流れになるんです。血液の流れなりを、そういう流れを触った感じで脉状を表しているんです。

滑脉というのは渋っている脉の反対のことです。渋っているのは脉が来ることが不規則であること。それから、来る脉があっても去る脉がない、去る脉があっても来る脉がないとか、そういうふうに揃っていない、揃って打たない。滑は同じようなリズムで来ることを含めている。

だから、たとえば皆さんがカゼを引いて熱を出して、頭が痛い、熱は高い、心臓はドキドキしている、脉拍は速い。そういう時にこういう脉だと思いますよ。濇脉だったらやばいですよ。濇じゃなくて、こういうふうにトントントンと。滑はね、『脉経』ではね、「数に似る」と書いてある。だから、触った時に少し速い感じ。規則正しくトントントンと来るんです。来る脉も去る脉もある。脉は結滞しない。濇というのは結滞する脉のこともいい、濇脉という。

(1998年4月5日)

2　祖脉と陰陽虚実

　たとえば、陰虚っていうふうに出たら、これは補うことだ、陰虚を補うことだっていう意味に転化する。それからもう一つ。陽実っていうふうにわかったら、これは陽の実を瀉すこと。同様に陰実だったら瀉陰実、陽虚ならば補陽虚ということがわかってくる。

　で、八つの脉状のどんな組み合わせで陰陽虚実がわかるのか。脉状で陰陽虚実が診断できなければ、治療の全体が成り立たない。

　実でもなければ虚でもない、浮いていないし沈んでもいない、速くもないし遅くもない、滑でない濇でもないっていう、こういう図（**図2**）は理想的ですけど、あり得て欲しいって言うだけの、病気がない状態です。実際はそういう脉はない。そういう場面はないし、そういう人もいない。

図2 ■ 基本の座標軸1

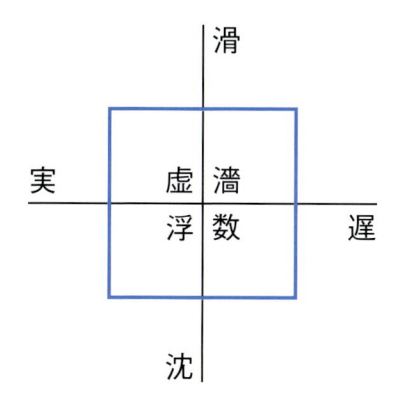

```
              滑
              │
      ┌───┬───┐
  実   │ 虚│濇 │
 ─────┼───┼───┼──── 遅
      │ 浮│数 │
      └───┴───┘
              │
              沈
```

　二十四脉状全部をそれぞれ古典の記述の中から、どういう要素を含んだ脉状なんだろうかって調べてみたところ、洪という脉、これは浮・実なんですね。そうすると、浮・実という脉がどこにあるかっていうと、浮いて実ですからここら辺にあるわけですよね（**図3**の●）。

　この青線（A）から浮いてる。この青い点線（B）から左側が実です。浮実はこのあたりにある（**図3**）。それから滑といったらこっから（C）上のことをいうんですね。ここのことを滑という。滑にも度合いがあって、うんと滑とそうでもない滑があるんですね。そうでもない滑は濇に近づいてくるわけです。きわめて明快、明確な濇はこの近くにありますけど、これが曖昧になってくると滑に寄ってくる、というのが滑濇（**図4**）。

図3 ■ 基本の座標軸2　　図4 ■ 滑と濇に注目した図

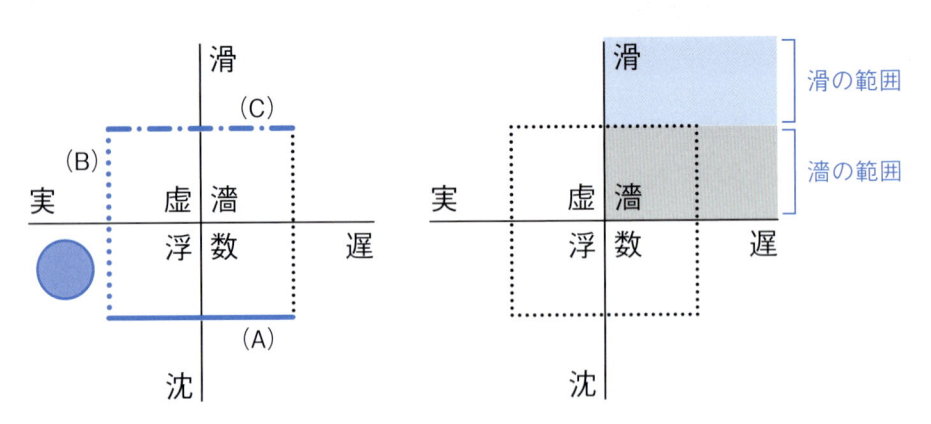

　たとえば浮は何を指すのか。いろんなものを指すんですが、外邪としての風邪を表す時の浮は実でなければならない。虚ってことはないんですね。
　同じように浮でも、浮・虚・遅というこの状態は、陰虚を表すということが、文献の中でそれぞれの脉状と症状を病証上結びつけていくと、陰虚だってわかる（**図5**）。
　これが陰虚だってわかっちゃうと、反対の図、こういう四角、沈実数濇という、これは何かっていうとこれは陰実なんです（**図6**）。ちょうど陰虚の反対なんだから。

図5 ■ 陰虚　　　　　　　図6 ■ 陰実

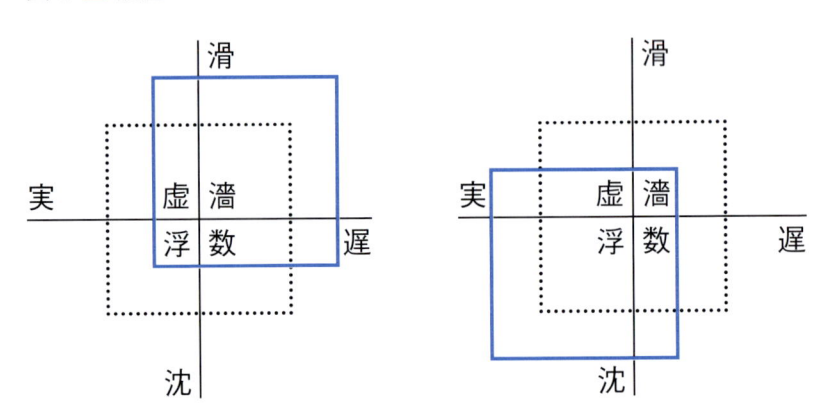

　そうすると、これは一つひとつ脉状から症状を古典の文献の中から引き出してきて照合するってことをしなくても、これが陰虚ならばこれが陰実なんだと決めていいんです。
　それと同じように、これは浮です、実、数、滑。これは陽実ですね（**図7**）。すると、あとは陽虚はすぐわかりますね。沈、虚、遅、濇。反対ですね。これは陽虚を表す（**図8**）。

その当時、陽虚はこういう脉状だったということはどこにも書いてなかった。これは一つの学問的な課題だったんです。

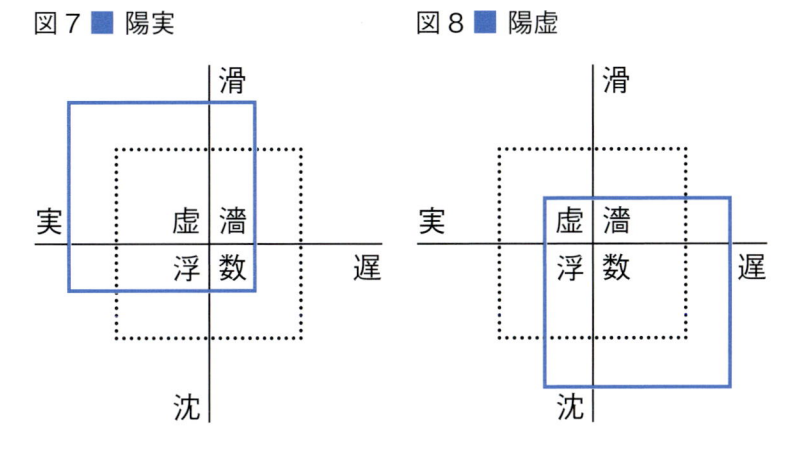

図7 ■ 陽実　　　　図8 ■ 陽虚

（2005年6月）

3　祖脉と内外傷

　祖脉で内外傷を分けるっていうこと、それはもちろん『脉経』という本に初めて人迎気口診という脉診法が出てくるんですが、文献をもっと詳しく調べてみないとわからないんですが、『三因方』の中に初めて具体的に祖脉と病因、病気の原因が述べられているわけです。記録の上でこれが最初の文献なんですね。

　で、この中で、もう一つ内傷外傷、つまり風寒暑湿という外邪と、それから七情とか、内の傷ですね、精神神経的なダメージ、病気の原因としての内傷が、それから外傷でも内傷でもない、たとえば、蛇にかまれた、蜂に刺された、そういうようなことが不内外因として載っている。これを三つの原因、三因と書いています。

（2005年6月）

　以下、『鍼灸師の医学を目指して』（p 143、井上雅文著、緑書房、2009年）より引用。

　　文藻雖雅、義理難尋、動静之辞、有博有約、博則二十四字、不濫絲毫、
　　約則浮沈遅数総括綱紀、故知浮爲風爲虚、沈爲濕爲實、遅爲寒爲冷、数
　　爲熱爲燥、風濕寒熱屬於外、虚実冷燥屬於内、内外既分、三因頴分、学

者宜詳覧、不可憚煩也。

　此の文は『脉経』の序を意識して書かれているのだが、ここで言う「風」は病因であると同時に、風が体に侵襲して様々な病態を示していることを証しているのである。つまり「風証」をも表しているのである。「虚」は虚損（虚寒）を示しているのである。同様に「湿」は湿証を、「寒」は寒証を、「熱」は熱証を、「燥」は燥証を示している。「冷」は停滞と鬱を、「実」は気・血・食等の蓄積を表している。

4　脉の滑濇と病証の順逆

　もしも、風が入って、脉が浮いて数だっていう時に、入ってこられた身体のほうは、当然入ってきた風に対して何とかしようって動きがあるんです。そのまま何もしなかったら死んじゃう。つまり中風、風にあたって死んじゃう。ところが、入ってきた以上、それに抵抗する。抵抗する力が対等であればあるほど症状は激しい。

　そういう状態、身体のほうの抵抗力の強さを表すのが滑濇なんです。外邪に対して抵抗力が強いのは滑なんです。で、あまり抵抗しないでむしろそれを受け入れる、受け入れてなだめて治めていくっていうのも一つの身体の作用なんですよ。でも風は排除しなきゃダメ。だから一生懸命抵抗するんですよ。機能の停滞起こしますからね、たとえば手が痺れてきかない、ものをつかめない、あるいは顔面が麻痺しちゃって飲み込めない、液体が漏れちゃう、感じがわからない、感覚が失われるってこと、そういうことが起きますのでね、一生懸命抵抗するわけです。

　脉を診て、浮・実・滑なら、風熱としてもこれは予後はいいと考える。しかし、その抵抗力がなくなってきて、どんどん受け入れるほうになってくると濇になってくる。だから外邪が入ってきて、陽の邪ですね、身体の上部のほう、身体の上のほうを侵す邪、それは風です。風は、初期では脉は滑のほうがいい。本に書いてあるように、人迎が浮で実で数の場合はこの滑がいいんですね。

　全体の滑濇が変わって、今度は気口のほうが濇に変わったけど、人迎がまだ滑だっていうのが二番目にいい。気口のほうが滑だけど人迎のほうが濇だっていう時には「やや逆」であると。両方とも濇濇、人迎気口とも濇濇になってしまったら、これは最悪、「逆」であると。そういうふうにその病気の吉凶、

別の言葉で言うと順逆、順当なのか反対なのか、状態が順当にいっているのか反対なのか、それを表すのが滑濇です。

　滑濇の重要性って何かって言うと、たとえば皆さんカゼを引く、のどが痛い、咳が出る、寒気がする、ま、いろいろカゼかなと思う症状が表れる時に、その身体が外からの風なら風、寒さなら寒さに、抵抗できる範囲にある時は滑脈なんです。ところが、外からの襲来に負けてしまった時は濇脈になる。

　外邪にもいろいろあって、虚邪と実邪というのがあるんですね。外邪の中でも症状として実、脈としても実の様相を呈する邪として、風とか寒とか熱とかがあります。だからたとえば、浮いて強くて脈が速い風熱という病態だとしたら、まず最初に、その人迎のほうの脈が滑であるのが順なんです。それは一番治しやすいということ。まだその風邪に対して身体が抵抗していて治す力があるから滑脈を呈している。

　虚邪っていうのはどういうのかと言うと、これは風みたいに滑を呈しないやつです。湿、湿です。この湿邪というのは、こういうふうに活発じゃない、陰陰滅滅として身体を動かしたくない。だからこれ、湿邪にやられた時は、いろんな症状が起こると思いますけど、その時には逆に濇脈のほうがいいんです。

（2005年5月）

第 3 章

人迎気口診

1 祖脈による診断の記号化

　井上脈状診では表記を簡略化するために記号を用い、浮・沈・遅・数・虚・実・滑・濇の八つの祖脈を以下のように表している。

(1) 患者さんの右手の気口を「K」、左手の人迎を「J」とし、気口は左側、人迎は右側に表記する。
　　　K　J

(2) 気口と人迎の脈の強さの比較は不等号で表す。
　　　K＜J……気口より人迎のほうが相対的に強い
　　　K＞J……人迎より気口のほうが相対的に強い

(3) 基本の虚脈は一重の不等号、実脈は二重の不等号で表す。
　　　K＜J……人迎気口ともに虚脈
　　　K≪J……人迎の脈が実脈になっている

　※実脈の場合、気口人迎の脈は以下のようになる。
　　・実遅の場合
　　　　内傷なら気口人迎とも実脈
　　　　外傷なら人迎のみ実脈
　　・実数の場合
　　　　内傷なら気口のみ実脈
　　　　外傷なら気口人迎とも実脈

(4) 浮沈はK・Jそれぞれの記号の上または下に線を引くことで表し、記号の下に線があれば浮脈、記号の上に線があれば沈脈を表す。
　　　K̲……気口の脈が浮いている
　　　K̄……気口の脈が沈んでいる

(5) 滑濇は上下に引いた線の種類で表し、滑脈は実線、濇脈は波線で表す。
　　　K̲……気口の脈は滑脈である
　　　K̰……気口の脈は濇脈である

(6) 遅脉は表記なし、数脉の場合のみ（数）と表記する。

　　K̲＜J̄……虚労寒湿

　　K̲＜J̄（数）……虚燥痰燥

(7) 六部定位脉診による五蔵は、K＜Jの後ろに①から⑤の番号で入れる。

　　①……肝虚

　　②……心包虚

　　③……脾虚

　　④……肺虚

　　⑤……腎虚

　　→K̃＞J̃　①……血虚湿症の肝虚

■ 記号の例

例1　「温熱風熱」

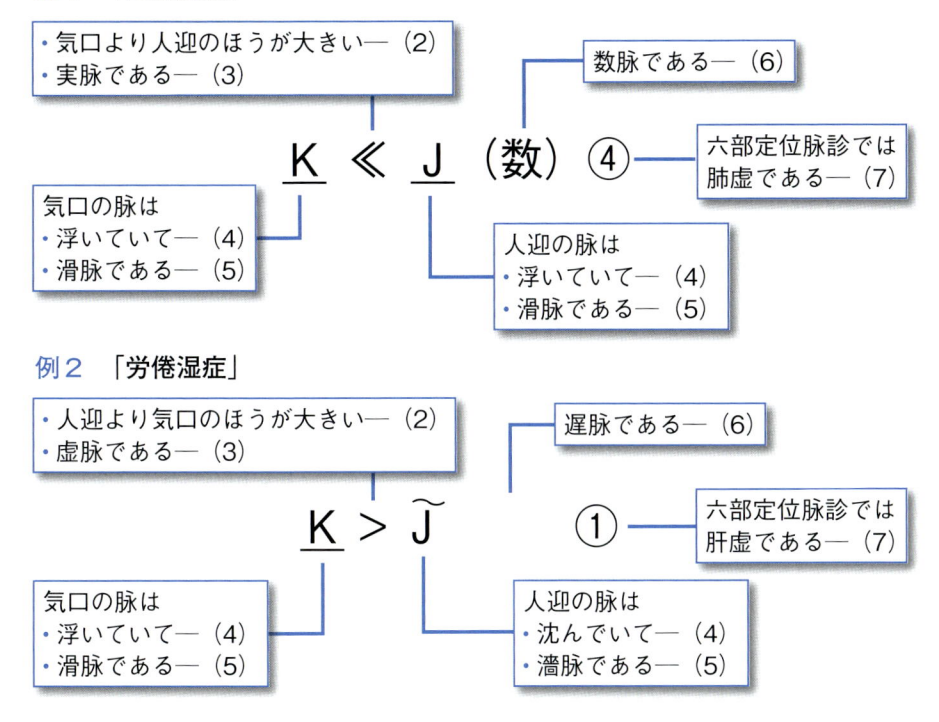

- 気口より人迎のほうが大きい—（2）
- 実脉である—（3）

- 数脉である—（6）

K̲ ≪ J̄ （数）④

- 六部定位脉診では肺虚である—（7）

- 気口の脉は
  - 浮いていて—（4）
  - 滑脉である—（5）

- 人迎の脉は
  - 浮いていて—（4）
  - 滑脉である—（5）

例2　「労倦湿症」

- 人迎より気口のほうが大きい—（2）
- 虚脉である—（3）

- 遅脉である—（6）

K̲ ＞ J̃　①

- 六部定位脉診では肝虚である—（7）

- 気口の脉は
  - 浮いていて—（4）
  - 滑脉である—（5）

- 人迎の脉は
  - 沈んでいて—（4）
  - 濇脉である—（5）

「■記号の例」の中の（2）〜（7）はP20〜21の各項を示す

　人迎気口診による128のパターンを記号で表すと次頁（表1〜4）のようになる。詳しくは『脉状診の研究』を参照。

表1 ■ 虚遅のパターン

	病証	順	やや順		やや逆		逆	
①	虚労表寒	K̰ < J̰	~	—	—	~	~	~
②	労倦湿症	K̰ > J̰	~	~	—	—	~	—
③	虚労寒湿	K̰ < J̄	~	~	—	—	~	~
④	労倦虚風	K̰ > J̰	~	—	—	~	—	~
⑤	気虚寒湿	K̄ < J̄	—	~	~	—	~	~
⑥	血虚虚風	K̄ > J̰	—	~	~	—	~	~
⑦	気虚表寒	K̃ < J̰	—	~	~	—	—	~
⑧	血虚湿症	K̃ > J̃	—	~	~	—	—	—

表2 ■ 虚数のパターン

	病証	順	やや順		やや逆		逆	
①	虚燥風燥	K̰ < J̰ (数)	—	—	~	~	—	~
②	労燥湿燥	K̰ > J̃ (数)	—	~	~	—	—	—
③	虚燥痰燥	K̰ < J̄ (数)	—	~	—	—	~	~
④	労燥表燥	K̰ > J̰ (数)	—	—	~	~	~	—
⑤	気燥痰燥	K̃ < J̄ (数)	~	~	—	—	—	~
⑥	血燥表燥	K̃ > J̰ (数)	~	—	—	~	—	—
⑦	気燥風燥	K̄ < J̰ (数)	~	—	—	~	~	~
⑧	血燥湿燥	K̄ > J̃ (数)	~	~	—	—	~	~

＊注）逆順について

　井上脉状診では滑濇により病の程度を判断する。その脉証のなかで一番治しやすいものの滑濇のパターンを、その脉証に相応しいとして「順」とする。従病証の滑濇が逆転したものを「やや順」、主病証の滑濇が逆転したものを「やや逆」、両方ともが逆転したものを「逆」とする。たとえば表1の①の虚労表寒で人迎気口とも滑の場合を「順」とし、気口が濇になれば「やや順」、人迎が濇になれば「やや逆」、人迎気口とも濇になれば「逆」ということになる。

　詳しくは第2章の「脉の滑濇と病証の順逆」もしくは『脉状診の研究』を参照。

表3 ■ 実遅のパターン

	病証	順	やや順	やや逆	逆
①	虚冷風寒	$\underline{K} \ll \underline{J}$	— —	〜 〜	— 〜
②	労風湿鬱	$\underline{K} \gg \widetilde{J}$	〜 —	— —	— —
③	虚冷傷寒	$\underline{K} \ll \overline{J}$	〜 —	— —	〜 —
④	労風外寒	$\underline{K} \gg \underline{J}$	— —	〜 〜	〜 —
⑤	気鬱傷寒	$\widetilde{K} \ll \overline{J}$	— —	〜 〜	— —
⑥	実積外寒	$\widetilde{K} \gg \underline{J}$	〜 —	— 〜	— —
⑦	気鬱風寒	$\overline{K} \ll \underline{J}$	〜 —	— —	〜 —
⑧	実積湿鬱	$\overline{K} \gg \widetilde{J}$	— —	〜 〜	〜 —

表4 ■ 実数のパターン

	病証	順	やや順	やや逆	逆
①	温熱風熱	$\underline{K} \ll \underline{J}$（数）	〜 —	— 〜	〜 〜
②	労熱湿熱	$\underline{K} \gg \widetilde{J}$（数）	— —	〜 〜	— —
③	温熱傷寒実熱	$\underline{K} \ll \overline{J}$（数）	— —	〜 〜	— 〜
④	労熱表熱	$\underline{K} \gg \underline{J}$（数）	〜 —	— 〜	— —
⑤	瘀熱傷寒実熱	$\overline{K} \ll \overline{J}$（数）	〜 —	— 〜	〜 〜
⑥	積熱表熱	$\overline{K} \gg \underline{J}$（数）	— —	〜 〜	〜 —
⑦	瘀熱風熱	$\widetilde{K} \ll \underline{J}$（数）	— —	〜 〜	— —
⑧	積熱湿熱	$\widetilde{K} \gg \widetilde{J}$（数）	〜 —	— 〜	— —

2 脉が示す内外傷と手足の要穴と兪募穴

「風」証はどのような病証を表わすのであろうか。『素問』の至真要大論に「帝曰願聞病機何如、岐伯曰、諸風掉眩皆属於肝。諸寒収引、皆属於腎。諸気膹鬱、皆属於肺。諸湿腫満、皆属於脾。諸熱瞀瘛、皆属於火。」とある。病症状が出現するのには、何れもその病が設定されるに相応する処がある筈である。ここではその場所は「肝木」であると規定しているのである。とすると「風」は要穴で云えば「井木」に他ならない。同様に「熱」証は「心火」となるし、「寒」証は「腎水」、つまり「合水」となるであろう。「実」証は、積や癥瘕、瘀血、裏証を示すとなると「肝木」の証に違いない。

(『脉状診の研究』より引用)

　兪募穴をどういうふうに使うかということで、『難経』六十七難[*1]あたりに「陰病は陽に行き、陽病は陰に行く」という記述があり、『素問』[*2]にも「陽は陰に引き、陰は陽に引く」という記述があるんですね。

　本間先生は『難経の研究』の中の付録のところで、「兪募穴を使うには、陰病というのは内傷性の病気、陽病というのは外傷性の病気と考える、そしてその肝が内傷で破れた場合は陰病だから肝兪を使う」と結論めいたものを出したんですが、陰病、陽病の区別、それからこれが陽病だ、陰病だというふうに決める決め手がなくなってしまって、兪募穴の使い方というのは失敗に終わっているわけです。

　で、今度これは僕の考えですけど、六部定位脉診で五蔵の虚実を診断する。人迎気口診で外傷、内傷が初めてわかるわけ。六部定位脉診では、内、外傷は区別できない。もしも虚労表寒というのがあってですね、実証でない外傷。陽の部に寒という状態が起こっている。これは人迎のほうの表寒のほうが新しい病気です。人迎を主証とする。

　気口のほうは陰病なわけ、人迎のほうが陽病なわけ。そうすると陰病は陽に行くという『難経』の記述は、気口のほうで診断された病気は背中の、つまり陽部の兪穴を使うということになる。気口のほうで出てきた病気に対し

---

*1 『難経』六十七「難曰五蔵募皆有陰而兪在陽者何謂也然陰病行陽陽病行陰故令募在陰兪在陽」
*2 『素問』陰陽應象大論第五「故善用鍼者従陰引陽従陽引陰」「陽病治陰陰病治陽」

ては兪穴を使う。人迎のほうで出てきた陽病には募穴を使うんですね。

内傷か外傷か、陰病か陽病かがわからないと、この兪穴を使うか、募穴を使うかということがわからない。

今、気口のほうが浮いている虚労、労倦。気口が沈んでいる気虚、血虚とありますね。これは脈が虚で遅の病証ですね。気口に表れて、しかも虚で遅である場合の主病証ですね。

虚労寒湿、労倦虚風、気虚寒湿、血虚虚風、その時いずれも虚労、労倦、気虚、血虚というのは主病証になる。その主病証に対しては蔵の兪穴で対応する。

この場合に虚労は腎に関係ある。だから腎兪を使う。労倦、これは陰の血の病気ですから厥陰兪を使う。気虚はその通り、肺兪を使う。それからもう一つ、気虚の場合は肺兪を使いますが、中焦の気虚、つまり脾虚ですね、脾虚に限っては脾兪を使う。血虚の時は肝兪を使う。以上は虚で遅の場合です。

今度は主病証にならない外傷というのがあるんですね。虚遅の場合の外傷の病証は表寒と湿症、寒湿と虚風がある。そのうち、寒湿と虚風は主な病気

コラム❷ 脈状と体型、老若男女および季節そして妊娠の脈

人迎の脈は外傷を表すので、その人の体型を示すことはない。それに反して気口の脈はその人の体型と類比することが臨床上わかる。痩せている人の脈は浮脈である。

しかし、痩せている体型とはどんな状態の体型なのだろうか。気口の脈が浮である痩せている人の腹部の状態は次の通りである。上腹部も下腹部も肋骨弓の高さより低い。またウエストがはっきりくぼんでいる。その条件を満たしていないのは肥満か細い体型の身体なのである。

肥っている人の脈は沈脈である。腹部の全部か一部が肋骨弓の高さより上にあり、かつウエストがくぼんでいない。

細長い体型の人の脈は細く、浮いているとはみえない。一見（触れると）沈んでみえる。

背の高い人の脈は長く寸関尺の各々に満ちていて、背の低い人の脈は短い。

女性の脈は概ね右の脈が左の脈より強く、男はその逆であることが多い。

小児の脈は大人に比べて早く、一呼吸に七・八動する子どもがいる。

老人の脈は遅いのが通常である。

夏になると人の脈は一般的に浮いて大きく、来ること強く、去ることゆっくりになる。

秋には幾分沈み、散じて不規則に拍ち、来ること弱い傾向がある。

冬の脈はもっと沈み、張って固く、石のような脈になる。

春になると楽器の弦に触れるような脈になる。

妊婦の脈は雀が何かをついばむような脈を打ち、沈んで滑となり、妊娠8ヶ月ごろまでは沈み、後の2ヶ月で脈は浮いてきて出産は近づく。

じゃない。主役にはならないけど脇役の病証があります。

　主病証になる表寒とか湿症、虚遅の外傷の主病証に対しては蔵の募穴で対応する。それから従病症の寒湿とか虚風には府の募穴で対応する。

　そうすると表寒は腎の募穴だから京門ですね。湿は脾の募穴、章門。従病症でいくと府の募穴ですから、寒湿は中焦、胃府の募穴、中脘。下焦膀胱府の募穴、中極。虚風は肝と関係がある。肝の府、胆の募穴日月で対応する。これは虚遅の場合。

虚遅の外傷（補）

　　　主病証　　表寒……京門
　　　　　　　　湿症……章門
　　　従病症　　寒湿……中脘・中極
　　　　　　　　虚風……日月

　それから実の外傷ですね。外傷は蔵の募穴。これは寫す。今までは虚証ですから。虚数も虚ですから寫さない。みんな補う。外傷の実証だけ寫す。これは簡単で、風は期門、熱は巨闕、傷寒は京門、風熱は期門・巨闕、傷寒実熱は京門、巨闕を寫す。従病症については、湿鬱、外寒、これは府の募穴。湿鬱、中脘を寫す。外寒、日月を寫す。

　原則として内傷は兪穴を選ぶ。外傷は募穴を選ぶ。これは人迎気口診によって診断する。

表5 ■ 病証と蔵および兪募穴の関係（『脉状診の研究』より）

病証	人迎気口	蔵	兪募穴	刺法
風（外邪）	人迎	肝	期門	寫
熱（外邪）	人迎	心	巨闕	寫
寒（外邪）	人迎	腎	京門	寫
湿（外邪）	人迎	脾	章門	補
虚（内傷）	気口	腎	腎兪	補
実（内傷）	気口	肝	肝兪	補
冷（内傷）	気口	肺	肺兪（または脾兪）	補
燥（内傷）	気口	肺	肺兪	補

　＊人迎気口診の病証におけるすべての取穴については『脉状診の研究』を参照。

3 脉が示す内外傷（病因・病証）と症状

　文中の病証名「虚寒」は現在では「表寒」と改められている。その理由が「(5) 気虚虚寒」の中で述べられている。

(1) 虚労虚寒

　それではあまり時間がないので進めます。気口人迎とも浮いている虚労虚寒。なぜ虚労かというと、『三因方』に書いてあるように、気口が浮いていて弱ければ虚だと。だから、虚労あるいは虚損でもいいのですが、これがもしも強ければ風なんです。これが強くないので、気口と人迎の両方とも虚脉なんです。虚脉と実脉の違いは何かというと、さっき言いましたよね。これは絶対の脉状の違いなんですけれど、押せば押すほど強くなるのが実。押せばつぶれてしまうのが虚脉。これは脉自体の絶対的な基準です。これが両方つぶれちゃうんです。でも人迎がつぶれにくい。まだ残っている。反発する、指を反撃してくるというか反発する、押していっても力が右手よりもあるというのを虚労虚寒といいます。

　虚遅の組み合わせは8つまであるんですけれど、基本的には各々固有の症状がある。それでこれは、感冒なんです。だから鼻づまり、咳、倦怠感それから、顔がほてる、首が凝る。そして手足の膝から指先までが手足ともに温かい。実、強いのは風だといえる。だからこれは虚風といっていい。実風に対して虚風といっていい。まず、感冒も初期だから。

　カゼ症状があれば、この風は完全に治るんですね。感冒の諸症状ですね。諸症状がある。手足ともに温かい。それから、あとそうだなぁ、顔面麻痺みたいなものでも予後がいい。頭痛もいいです。熱っぽくてもかまわない。

(2) 虚労寒湿

　2番目、これは気口が浮いていて、人迎が沈んでいる。虚労寒湿というのです。虚労寒湿というのは、これは冷えのぼせです。のぼせのことを上気と書く人がいますけど、これはだめです。上気というのは呼吸困難のことです。のぼせ、冷えのぼせ、これは足のほうが冷えている。足の膝から下、足先まで冷えていて、それで手のほうは逆に温かい。下のほうが冷えて上のほうが

温かい。で、のどですね。のどがいらいらする、いがらっぽい。それから腹が張る。腹脹、腹鳴、おなかの張り、おなかが鳴る。まあ、おならが出ればいいんですけれどね。それから肩こり。

　で、この虚労寒湿は他に産後の脉でもある。産後、病後の脉。食欲不振、寝汗。病後といっても高熱出している。大熱とか高熱出したら、治った後の身体は虚労寒湿になっている。

　それで言っておきますけど、寒湿というのはいろんな意味があるんですが、働かない中焦、それからたまった水分、痰、これは不完全な栄養分。不完全な栄養分というのはつまり、本来飲食物が入って胃に納まって消化吸収され、それで栄養分になったものが、気血。それが肺に昇っていって心臓を出た時赤くなって、血は赤くなる。で、営衛というのが成り立って全身をめぐる。だけど、もしも脾胃が弱っていたり、肺とか心の働きが十分でないと、完全な気血営衛にならないで、不完全な気血営衛になって身体に詰まり、あちこちに滞在して、偏在してそして痰になる。

　それで、痰というのは比較的肥った人の余ったぜい肉みたいなもの。つまりぜい肉とはよく言ったもので余計な肉ですよね。これは余計なものですよね。これを排泄するために吐くか下すか溶けるか、それしかない。

　で、しかもそれはそれぞれの気虚を起こした蔵のためになっているから、その蔵の気虚を治さないとこの痰は解消できない。次から次へたまっていろいろな障害を起こす。寒湿というのはおもしろくて、順調にめぐっている気血も何らかの障害で、循環できなくなってしまう。あるいは動きが止められてしまう。停滞してしまうと気血の凝滞が起こってしまう。つまり、それが肩こりの原因なんです。だから寒湿はこういう凝りや痰をあちこちに起こすと思っていいんです。

　この虚労というのは、もともと元気がないことをいうんです。元気がないというのは腎気の消耗なんですね。で、年老いていくというのは虚損になっていく、虚労になっていく。ですから、老人は虚労になっていくこと、もしくは、労倦になっていくことが運命なんです。

　骨折した時もこの虚労寒湿脉になる。打撲、捻挫、転倒、墜落、そういう事故がありますよね。そういう時に骨折しているかどうかは、この虚労寒湿の脉をしているかどうかでわかる。虚労寒湿になっていたらこれは骨折の疑いがある。ひびが入っていてもね。単なる打撲だったら、労倦湿という肝とか心包虚とか。これが打撲、捻挫をしている人の脉なんです。ですからたとえば、交通事故にあって、むち打ちになった、頸椎捻挫を起こしたというの

だったら、この労倦湿になっていれば治る。

　それから、老人がなる病気、歯がポロポロ落ちる病気、僕も落ちてきているんですけれど（笑）、そういうのも虚労寒湿。「歯が悪くないですか」と聞かなくてはならない。歯茎がだんだん衰えていって、歯茎が衰えると、皆さんお若いですからわからないと思いますが、歯が長くなるんですよ。歯が長くなるというのは、歯茎が落ちていくのでなる。別に伸びるわけではない。歯茎が後退して歯が長くなったように見える。それが「歯長し」と古典に書いてある。これも虚労の病気なんです。つまり消耗、老化の脉だとはっきり言える、虚労寒湿は。

(3) 労倦湿症

　3番目ね。労倦と虚労はどう違うかというと、原則的には同じなんですね。原則的には同じなんですけれど、虚労は気虚の虚損なんです。労倦は血虚の虚損なんです。そこが違うんです。だからこれは陰血虚と言うんですね。蔵で言ったら虚労は腎虚、こっちの労倦は肝虚です。これは目の病気ですね。目の疲れ、近視も老眼も白底翳という白内障も青底翳という緑内障もみんなこの眼の病気になりやすい。それから寝不足。睡眠不足にも2種類あって、眠れないのと、寝ないのと。どっちも労倦湿です。それから打撲、捻挫ですね。

　労倦湿の人の手足の特徴は手先足先が冷たいということなんですね。だから、好きな女の人ができたら、まず手を握ってみて手先のほうが冷たかったら、労倦湿かなと思わなくっちゃいけない。手も冷たい、先だけが。本人も「私、足冷えます」って結構言うんです。ところが手も冷えているんです。ただ先だけですよ。関節から先だけ。極端に言うと指先だけ。これが労倦湿の特徴ですね。このタイプは自分の気力・体力の限界までやる。ともかく頑張るんですよ。ぎっくり腰とかよく起こりやすい。で、これは治りやすいわけですね。あとは、めまい、耳鳴りも労倦湿の時に起こる。

(4) 気虚寒湿

　4番目に気虚寒湿ですね。この気虚には気滞、気鬱を含むんですね。気滞、これは痛いんです。何とか神経痛、一番いいのが坐骨神経痛です。坐骨神経痛の発作の痛みというのは、これは気滞です。気鬱というのは、まず精神的に鬱状態なんです。それから好んで俛す。横になっている。それで活動的で

ない、外に出たくない、家の中で横になっていたい、というのが気鬱。これも気虚寒湿の中に入るんですね。

　この気虚寒湿が共通して持っているのが肩と首の凝りです。気虚寒湿の人というのは太っている人が多いんです。小太り状態。で、気分的に鬱状態になっていて、しかも、もし子どもだったらですよ、子どもで気虚寒湿で、小学生、中学生だったら、家庭のことであったり、学校のことであったり、いじめにあっていることが多い。

　労倦湿というのが能動的な疲労、つまり、自分から何かやって疲れちゃうタイプだとすると、気虚寒湿は受身の疲労、何かやらされるという。だから、ほとんどの主婦がこれなんです。ほとんどの主婦が気虚寒湿。つまり喜んで働いていないということなんですね。疲れがたまって、動けないのに動いている。だから気分的にはいじめ状態ですよね。一番多いんですよ、今。このタイプがね。子どもから大人まで。で、凝りがある。蔵気の弱りもある。たとえばこれが肺虚証だったら、肺の気の弱りがある。肺の気の弱りといったら何かというと呼吸。まず、呼吸するのが苦しい。喘息も含むんですね。日射病もありますよね。それから食中毒。特に食中毒は気虚ですよね。坐骨神経痛だったら気虚寒湿が一番いい。気虚寒湿の坐骨神経痛は引き受けていい。

(5) 気虚虚寒

　気虚虚寒、これは肥っている人の感冒なんだよ、原則的に。これは手足ともに温かい。虚寒。肥った人の感冒症状で、頭痛、咳、ほてり、倦怠感、熱っぽいとかそういうことがあって。これもカゼ症状があれば治りやすいんですね。それから頭痛とか首の凝りが激しい時は虚寒であっても風熱でやってしまうとかそういう感じ。だから、気滞とか気鬱とかいうのが一方にはある、気虚でね。虚寒だから陽の部位に寒の停滞がある。冷えとか寒さというのは極端にいうと、ものを凍らせてしまうでしょ。だから全部凍結させてしまうという寒の作用がある。だから、そういうのが陽の部に起こると、守る気血が弱ってきてしまう。それが気虚虚寒です。

　病証名についてこういうふうにいろいろ名前を付けましたけど、この虚寒というのと労倦という言葉が僕のつけた中で弱い。弱いというのは、問題があるんです。虚寒は中国伝統医学では虚損と同じように使われる。外邪でカゼを引いた時には虚寒という言葉はほとんど使わない。それから、労倦という言葉も陰血虚だというイメージもあるけど、まぁそれも正解なんだけど、

同時に脾胃の虚というのが労倦に近い、中国伝統医学では。労倦と虚寒はちょっと問題のある所なんですね。

(6) 労倦虚風

　これはですね、理想の身体。僕らが治療している患者さんを、どういう脈で、どういう体つきで、どういう食べ物とか、理想的にこういう身体を目指すというのがあるんですね。労倦虚風の身体を目指す、地球全体がこれだといいんですね。

　まぁ若い時はいいんですけど、だんだん歳をとってきて死ぬ間際、老人になった時にこういう状態になったほうがいい。なぜいいかというとあんまり食べない。食欲というよりもたくさん食べられないということですよ、こういうタイプの人は。それで、地球の資源を減らさない（笑）。こういうタイプの人はね、頭がはっきりしてボケない。どういう病気で死ぬかというと肺炎です。カゼを引いて3日くらい熱出して、食欲もなく肺炎でポックリ逝っちゃう。つまり、丈夫で長持ちしてポックリ逝っちゃうという、今でもそうですけど、そういう人間が一番いいんです。

　気口が浮いているということは痩せてなくっちゃいけない。肥っている人はこういうタイプになれない。40、50歳くらいから痩せなさいと言わなくてはならない。

　この労倦虚風の人の場合、よくあるのは肺結核です。労倦虚風の肺結核は多いんですね。労咳ともいう。ですからカゼを引きやすいことは引きやすいんですけど、よく働くし、食べないし、性格的にもいいんですよ。これは気口が大きいんですから、肝とか心包とか腎のタイプですよね。まぁ肝が一番多いですけど、労倦虚風ならどれでもいいです。弱い所といったら呼吸器でしょ、それから目が丈夫でない。肺結核になる人は変な病気にならないんですよね。たとえば心臓病とか悪性腫瘍とかそういう病気にはならない。

　僕もこういうタイプになりたいんですけどなかなかならない。条件は痩せることです。全員こういうタイプになれば自分の事は自分でする。これすごく意欲あるんですよ。自分の目標というか、やりたい事があるんですよ、この人は。趣味でもボランティアでも何でもいいんですよ。やる目標がある。多趣味というのではなくて熱中できるもの、打ち込めるものがある。だから意欲があって面倒見がいい。これからは患者さんをこのタイプにしていくこと。

(7) 血虚湿症

　これは血虚湿といいます。両方とも沈んでいる。本当は湿熱といってもいい。血虚湿熱といってもいい。これは体型的には肥っている。性格からいうとほがらか。知的な躁状態。そういうとなんか難しそうに聞こえるかもしれないけど、シャレや冗談がうまい（笑）。

　まずいけないのが肥満、過食なんですね。何の病気になるかといえば痛風とか関節痛とか腫れの病気ですね。痛風とか関節の痛みや腫れで血虚湿ならばいいということです。こういう病気があってもかまわない、これは治る。痔主と顔面麻痺、口眼喎斜といいますけど、これも血虚湿がいい。だからこのタイプの人が労倦虚風になるのは難しいんですね。かなり節制しないと労倦虚風にはなれない。一見元気そうだけれど、あまり長生きできるタイプじゃないんだよね。だんだん節制して過食を解消していければいいわけですけどね。

　実は血虚湿と書いてありますが、労倦湿の湿とちょっと違って、湿熱なんです、この湿は。湿熱という湿は栄養分です。熱は栄養分が過剰なために身体が使い切れないで、持て余している状態が熱です。だから湿熱というんですね。

(8) 血虚虚風

　8番目が血虚虚風ですね。これは血虚ですから肥っている。肥っているか、痩せているかどこで決めるかというと、前にも言ったかな、仰向けになって肋骨弓のほうがお臍の面より高い。つまり肋骨弓よりも上腹部が低い位置にあることが条件。それからウエストがちゃんとくびれている。それが痩せているという人なんです。細い、越中ふんどしみたいな身体といっちゃ変だけど、こんな身体の人もお腹が出ている人がいますからね。あれは決して痩せているとはいわない。まあ子どもは別ですけど、小学校、中学校の子は。初潮が始まって、男の子だったら夢精が始まって大人になっていたら、ウエストがなければだめだ。ウエストがくびれていて、仰向けになって肋骨弓よりお腹が下なのが痩せているという。

　虚風というのはカゼを引きやすいということ、一般的に言って。あんまりいないんだなぁ、このタイプ。血虚虚風というタイプはあんまりいない。ただお腹だけが肥って、手足が細いのに血虚虚風って多い。病気の傾向としては、血虚湿に似ています。肥満で過食で痛風とか。血虚の肥満は燃焼させる

必要があるんですね。だから運動しないといけない。血虚は運動を少しやって痩せるタイプ。気虚は運動じゃなくて完全に食べ物だけで痩せるタイプ。いいですね、8つやりましたけど、これは虚遅のタイプです、いずれもね。あと虚数と実遅と実数があるんです。

　この8つのタイプが基本になるんです。虚労虚寒、虚労寒湿、労倦湿症、労倦虚風、気虚虚寒、気虚寒湿、血虚虚風、血虚湿症の、この8つが基本です。

(1995年11月)

4 病証に対する選経・選穴

ここでは井上人迎気口診における虚遅の8パターンで順の脈の場合の基本の選経・選穴を紹介します。

1．人迎気口診で、主病証が外傷か内傷かを判断する（青字が主病証）

- 主病証が外傷のもの　　　虚労表寒　　（$\widetilde{K} < \underline{J}$）
　　　　　　　　　　　　気虚表寒　　（$\widetilde{K} < \underline{J}$）
　　　　　　　　　　　　労倦湿症　　（$\underline{K} > \widetilde{J}$）
　　　　　　　　　　　　血虚湿症　　（$\widetilde{K} > \widetilde{J}$）
- 主病証が内傷のもの　　　虚労寒湿　　（$\underline{K} < \overline{J}$）
　　　　　　　　　　　　気虚寒湿　　（$\overline{K} < \overline{J}$）
　　　　　　　　　　　　労倦虚風　　（$\overline{K} > \underline{J}$）
　　　　　　　　　　　　血虚虚風　　（$\overline{K} > \underline{J}$）

2．六部定位脈診で、虚している経を決める

- 肝虚証、心包虚証、脾虚証、肺虚証、腎虚証

　※それぞれの自経の陰経は必ず使うこととなる。

3．経を選ぶ

主病症が外傷の場合は、「2」で選んだ自経の陰陽経を使い、主病症が内傷の場合は自経の陰経と対経の陽経を使う（※対経とは剋経と畏経をまとめて呼ぶ言い方）。

　　例1：虚労表寒の肺虚
　　　　主病証外傷：肺経と大腸経
　　例2：気虚寒湿の肺虚
　　　　主病証内傷：肺経に加え、小腸経と胆経

4．経穴を選ぶ

1）手足の選穴

陰経の選穴は気口の浮沈で決定し、陽経の選穴は人迎の浮沈で決定する。浮なら経穴・合穴を、沈なら兪穴・経穴を使う。

例1：虚労表寒の肺虚
　　　気口浮：肺経の経穴・合穴
　　　人迎浮：大腸経の経穴・合穴
例2：気虚寒湿の肺虚
　　　気口沈：肺経の兪穴・経穴
　　　人迎沈：小腸経・胆経の兪穴・経穴

2）兪募穴の選穴

　人迎気口診による病因・病証により選穴をする。外傷は募穴に、内傷は背部兪穴に対応する。
- 外傷　　表寒：京門、寒湿：中脘・中極、虚風：日月、湿症：章門
- 内傷　　虚労：腎兪、気虚：肺兪、労倦：厥陰兪、血虚：肝兪

　　例1：虚労表寒の肺虚
　　　　虚労：腎兪
　　　　表寒：京門
　　例2：気虚寒湿の肺虚
　　　　気虚：肺兪
　　　　寒湿：中脘・中極

＊注）　上に挙げたものは虚遅の病証のみである。他の病証の選経・選穴は『脉状診の研究』を参照のこと。

5　脉による予後診断

　ここにご紹介する内容は『全日本鍼灸学会雑誌』47巻3号に掲載した内容より抜粋、改変したものです。

　人迎気口診と六部定位脉診の2つの脉診法により、次のような病気（症状）の予後診断が可能になる。病気（症状）と予後良の脉診情報および病態を以下に示す。

● 感冒症状
脉状　気口＜人迎（気口よりも人迎が相対的に大きい）、人迎脉浮・虚、
　　　浮・数、浮・実
六部　脾虚・肺虚・腎虚
病態　表寒・風燥・風寒・風熱

● 円形脱毛症
脉状　気口＞人迎、気口脉人迎脉ともに浮・虚・遅
六部　肝虚
病態　労倦虚風

● 眩暈1　右を向く時に発症
脉状　気口＜人迎、気口脉人迎脉ともに沈・虚・遅
六部　肺虚
病態　気虚寒湿

● 眩暈2　左を向く時に発症
脉状　気口＞人迎、気口脉、浮・虚・遅、人迎脉、沈・虚・遅
六部　肝虚
病態　労倦湿症

● 眩暈3　前後の動作に発症
脉状　気口＜人迎、気口脉、浮・虚・遅、人迎脉、沈・虚・遅
六部　腎虚
病態　虚労寒湿

● 眼科疾患
脉状　気口＞人迎、気口脉、浮・虚・遅、人迎脉、沈・虚・遅
六部　肝虚
病態　労倦湿症

● 三叉神経痛

脈状　気口＞人迎、気口脈人迎脈ともに沈・虚・遅

六部　肝虚

病態　血虚湿症

● 淋病（小便難）

脈状　気口＜人迎、気口脈、浮・虚・遅、人迎脈、沈・虚・遅

六部　肺虚・腎虚

病態　虚労寒湿

● 顔面麻痺

脈状　気口＞人迎、気口脈人迎脈ともに沈・虚・遅

六部　肝虚

病態　血虚湿症

● 痔疾（脱肛）

脈状　気口＞人迎、気口脈人迎脈ともに沈・虚・遅

六部　肝虚

病態　血虚湿症

● 痔疾（脱肛以外）

コラム❸　病気の予後

　病気の予後でやっとわかったんです。気血のことを考えると病気がどうなっていったらいいかが、気血で説明できるんですよ。気の病気は血の病気に変化すればいいんです。治療して血虚湿になったり、労倦になったり、つまり不等号が反対になればいいんです。血の病気は気の病気に変化すればいい。

　人迎が気口より大きいというのは気の病気です。気口が人迎より大きければ、これは血の病気です。たとえば気の病気で外邪性が一番いいというんです。一番表面に浅く、急激だけど新しい。そういう病気は治りやすい。外邪の病気は人迎が大ということは気の病気であることを示している。

　喘息で労倦はよくないです。血の病気で喘息は絶対何かある。肺気腫か肺結核か気管支炎が必ずある。これは良くないです。喘息は気の病気であって、気の病気は気の病気としての脈症状をしてないといけない。これは熱発しています。喘息で熱発してたら危険性が一番高い。これはやめておく。

　ぎっくり腰で労倦、これは血の病気なのでいいよ。最初に気虚寒湿で腰が痛い、あるいはぎっくり腰で来ても、治療して労倦になるんです。

　そのように病気は気か血かをまず最初に考えて脈を診て症状聞いて、気の病気は気の病気としての脈をみつけて、治療して血の病気の脈になれば治っていく。

脈状　気口＞人迎、気口＜人迎、気口脈人迎脈ともに沈・虚・遅
病態　血虚湿症・気虚寒湿

● 痛風
脈状　気口＞人迎、気口脈人迎脈ともに沈・虚・遅
六部　肝虚
病態　血虚湿症

● 挫閃腰痛
脈状　気口＞人迎、気口脈浮・虚・遅、人迎脈沈・虚・遅
六部　肝虚
病態　労倦湿症

● 坐骨神経痛
脈状　気口＜人迎、気口脈人迎脈ともに沈・虚・遅
六部　肺虚・腎虚
病態　気虚寒湿

● 打撲・捻挫
脈状　気口＞人迎、気口脈浮・虚・遅、人迎脈沈・虚・遅
六部　肝虚
病態　労倦湿症

6　「治未病」について

　1997年、日本伝統鍼灸学会と（社）全日本鍼灸学会との共催で行われた全日本鍼灸学会学術大会で井上先生は教育講演を行いました。その中で「…人迎気口の部に表れる表れ方を脉状パターンと呼ぶとすると、滑脉、渋脉を除いた六祖脉の組み合わせパターンは32である。長い期間にわたる臨床経験から、患者の訴える症状と脉状パターンとの間に一定の相関関係があることが経験的に認識できる。即ち、ある脉状パターンはある特定の症状を訴える患者によって経験できる。やがては逆に、脉診することにより、またその結果から患者の症状をそれまでの経験と分類の範囲で予測できることになる。…」と述べています。この項ではその「脉状パターン（病証）からの病態の変化、伝変、終末を考える」として、定例研究会で発表した内容を掲載します。

(1) 脉状のパターン（病証）から病態の変化、伝変、そして終末を考える

例1：虚労表寒　$\underline{K} < \underline{J}$

1. 気病から血病へ　→　$\underline{K} > \underline{J}$　　　　（労倦虚風）
2. 虚証から実証へ　→　$\underline{K} \ll \underline{J}$　　　　（虚冷風寒）
3. 寒証から熱証へ　→　$\underline{K} < \underline{J}$　（数）　（虚燥風燥）
4. 陰証から陽証へ　→　$\overline{K} < \overline{J}$　　　　（気虚寒湿）

　以上を組み合わせて、

5. ①＋②　　　　　　→　$\underline{K} \gg \underline{J}$　　　　（労風外寒）
6. ①＋③　　　　　　→　$\underline{K} > \underline{J}$　（数）　（労燥表燥）
7. ①＋④　　　　　　→　$\widetilde{K} > \widetilde{J}$　　　　（血虚湿証）
8. ②＋③　　　　　　→　$\underline{K} \ll \underline{J}$　（数）　（湿熱風熱）
9. ②＋④　　　　　　→　$\widetilde{K} \ll \overline{J}$　　　　（気鬱傷寒）
10. ③＋④　　　　　　→　$\widetilde{K} < \overline{J}$　（数）　（気燥痰燥）
11. ①＋②＋③（＝⑤＋③）→　$\underline{K} \gg \underline{J}$　（数）　（労熱表熱）
12. ①＋③＋④（＝⑥＋④）→　$\overline{K} > \widetilde{J}$　（数）　（血燥湿燥）
13. ①＋②＋④（＝⑦＋②）→　$\overline{K} \gg \widetilde{J}$　　　　（実積湿欝）
14. ②＋③＋④（＝⑧＋④）→　$\overline{K} \ll \overline{J}$　（数）　（瘀熱傷寒実熱）
15. ①＋②＋③＋④（＝⑩＋⑤）→　$\widetilde{K} \gg \widetilde{J}$　（数）　（積熱湿熱）

例2：虚労寒湿　K<J̄

1. 気病から血病へ　→　K>J̃　　（労倦湿症）　陰気→陰血
2. 虚証から実証へ　→　K≪J̄　　（虚冷傷寒）　内傷→外傷
3. 寒証から熱証へ　→　K<J̄（数）（虚燥痰燥）　内寒→内燥
4. 陰証から陽証へ　→　K̃<J　　（気虚表寒）　裏寒→表寒
5. 気虚から血実へ　→　K≫J̃　　（労風湿鬱）　気虚→血実
6. 気寒から血熱へ　→　K>J̃（数）（労燥湿燥）　寒証→燥証
7. 陰気から陽血へ　→　K̄>J　　（血虚虚風）　気虚→血虚
8. 虚寒から実熱へ　→　K≪J̄（数）（温熱傷寒実熱）内虚→邪熱
9. 陰虚から陽実へ　→　K̄≪J　　（気鬱風寒）　陰虚→表実
10. 陰寒から陽熱へ　→　K̄<J（数）（気燥風燥）　陰寒→陽燥
11. 気虚寒から血実熱へ　→　K≫J̃（数）（労熱湿熱）　虚冷→内熱
12. 陰虚寒から陽実熱へ　→　K̃≪J（数）（瘀熱風熱）　陰虚→陽実
13. 陰気寒から陽血熱へ　→　K̃>J（数）（血燥表燥）　気冷→血熱
14. 陰気虚から陽血実へ　→　K̃≫J　　（実積外寒）　虚損→血積
15. 陰気虚寒から陽血実熱へ　→　K̄≫J（数）（積熱表熱）　虚寒→積熱

(2) 脉の変化の病証的意味

1. 「<」から「>」への変化は気病から血病への変化である。逆は血病から気病への変化である。
2. 遅数の変化は寒熱の変化である。
3. 浮沈の変化は陰陽の変化である。
4. 虚実の変化は内傷から外傷へ、またその逆である外傷から内傷への変化である。
5. 滑から濇への変化は躁状態から鬱状態への変化であり、その逆は鬱から躁である。

(3) 虚遅の病態→実数の病態（終末の病態）

1. 虚労表寒　K<J　→積熱湿熱　K̃≫J̃（数）〔下焦の血積〕
2. 労倦湿症　K>J̃　→瘀熱風熱　K̃≪J（数）〔脳血管障害〕
3. 虚労寒湿　K<J̄　→積熱表熱　K̄≫J（数）〔腹部の塊〕
4. 労倦虚風　K>J　→瘀熱傷寒実熱　K≪J̄（数）〔上焦の塊、心臓疾患〕
5. 気虚寒湿　K̄<J̄　→労熱表熱　K≫J（数）〔呼吸器疾患〕

6．血虚虚風　$\overline{K} > \underline{J}$　→温熱傷寒実熱　$\overline{K} \ll \underline{J}$（数）〔腎蔵疾患（糖尿病等）〕
7．気虚表寒　$\widetilde{K} < \underline{J}$　→労熱湿熱　$\underline{K} \gg \widetilde{J}$（数）〔呼吸器疾患、糖尿病〕
8．血虚湿症　$\widetilde{K} > \widetilde{J}$　→温熱風熱　$\underline{K} \ll \underline{J}$（数）〔循環器障害、脳血管障害〕

［ある終末例］

◎女性、80歳、無職（厚生年金受給者）、背低く、小太り。

　20歳代に肺結核で療養。60歳代に右前腕骨折。その後遺症で定期的に来院していた（毎週金曜日）。平素は$\underline{K} > \underline{J}$①（労倦虚風の肝虚）。4年前の年末の金曜日に来院し、脉診をしたところ、$\overline{K} < \overline{J}$④（気虚寒湿の肺虚）となっており、変だなと思ったが、格別変わった症状も所見もなく、本治法の後、平素の脉状に戻ったので、そのまま帰した。翌週、いつも一緒に来院する友達の話では、日曜日の朝、その患者さんが布団の中で亡くなっているのを発見されたとのこと。当人は若い頃から一人暮らしであった。後日、司法解剖の結果、死因は心臓発作だと確認された。脉の浮沈の逆は陰陽の逆証であり、左右の反転は気血の逆証。

　この患者さんの平素の脉状のパターン（病証）から病態の変化、伝変、そして終末を考える。

労倦虚風　$\underline{K} > \underline{J}$

1．血病から気病へ　→　$\underline{K} < \underline{J}$　　　（虚労表寒）
2．虚証から実証へ　→　$\underline{K} \gg \underline{J}$　　　（労風外寒）
3．寒証から熱証へ　→　$\underline{K} > \underline{J}$（数）（労燥表燥）
4．陰証から陽証へ　→　$\widetilde{K} > \widetilde{J}$　　　（血虚湿症）
5．血虚から気実へ　→　$\underline{K} \ll \underline{J}$　　　（虚冷風寒）　　①＋②
6．血寒から気熱へ　→　$\underline{K} < \underline{J}$（数）（虚燥風燥）　①＋③
7．陰血から陽気へ　→　$\overline{K} < \overline{J}$　　　（気虚寒湿）　①＋④
8．虚寒から実熱へ　→　$\underline{K} \gg \underline{J}$（数）（労熱表熱）　②＋③
9．陰虚から陽実へ　→　$\overline{K} \gg \widetilde{J}$　　　（実積湿鬱）　②＋④
10．陰寒から陽熱へ　→　$\overline{K} > \widetilde{J}$（数）（血燥湿燥）　③＋④
11．①＋②＋③（＝⑤＋③）　→　$\underline{K} \ll \underline{J}$（数）（温熱風熱）
12．①＋③＋④（＝⑥＋④）　→　$\widetilde{K} < \overline{J}$（数）（気燥痰燥）
13．①＋②＋④（＝⑦＋②）　→　$\widetilde{K} \ll \overline{J}$　　　（気鬱傷寒）
14．②＋③＋④（＝⑧＋④）　→　$\widetilde{K} \gg \widetilde{J}$（数）（積熱湿熱）
15．①＋②＋③＋④（＝⑩＋⑤）→　$\overline{K} \ll \underline{J}$（数）（瘀熱傷寒実熱）

7　問診の仕方

　たとえば最初から行きますと、診察、手技、ならびにその特徴。問診とは主訴も聞くわけですけど、その前にカルテに記入しますよね。住所・氏名・年齢・職業・電話番号・結婚してるかしてないか、子どもがいるかいないか。まずそれだけのことをカルテに書きますよね。それから主訴を問う「どんな具合ですか？」。で、その主訴を書きますよね。その主訴を自分で聞いていって、腰痛ならどういう腰痛なのか、いつから始まっているのか、立ち居振る舞いというか動作はできるかできないのか。過去に同じことを起こしたことがあるかどうかの病歴。過去にどんな病気をしたことがあるか。いろんなことを尋ねますよね。

　だけど一番大事なのは、僕の場合、睡眠、食事、大小便、月信なんです。これに異常があるかないか。まず病気の深さというのか、あるいは陰虚かどうか問うこと。もっと正確に言うと蔵気の虚があるかどうか。睡眠、食事、大小便、月信に異常があればこれはどこかの蔵の気虚があると考えていいわけです。だからたとえ瘭疽の病人であろうと、これは聞くわけです。

　まず睡眠なんだけど、たとえば「睡眠はどうですか？」と聞いた時に、どんな睡眠がいいかというと、12時前に寝てすぐ寝られて、朝起きた時に壮快感というのかな、本当に寝たという感じ。あるいは休息した、睡眠が充分とれたという感じがあるのがノーマルな睡眠なんです。そこにはたとえば本当に寝付きがよいのかどうか、途中で覚めるのかどうか、夢が多いのかどうか。それから何かの音で目が覚めるかどうか。汗をかいて目覚めるのかどうかを含めて問わなくてはいけない。それをまた睡眠なら睡眠の情報だけで五蔵に分けるわけです。つまり寝付きが悪いというのが肝虚。やたら夢を見るのは肺虚。ちょこちょこ目が覚めて寝た気がしないというのは脾虚、あるいは陽実。それから必ず明け方4時か5時頃、目が覚めるのは腎虚なんです。というような分類が睡眠ではできますよね。

　それと同じように食事も回りの人から見て食べ過ぎと言われる。自分ではそうじゃないんだけど。食事のことは食べ方も関係がある。ものすごく速いか、あまり噛まないか、あるいは短時間でワーッと食べちゃうのは肝虚なんです。それからゆっくりぐちゃぐちゃ食べてるのは腎虚なんです。それから非常に少食。時間でなく全体の量が少ないのは肺虚。美味しくないのは脾虚なんです。それで食事の分類ができる。

それから大便は、便は毎日あるけど硬いのは肝虚。軟便は脾虚。そして便秘はね、毎日ない、1日1回あるのが正常ですから2日あるいは3日おきにある。1週間そういうのは肺虚。便が小さい、つまり朝行ってまた昼間行って、食事が終わるとすぐ行く。これは腎虚、というような分類ができます。

　それからお小水も、行けばたくさん出るけど回数が多くないというのは肝虚。ちょこちょこ行くのは腎虚。回数はまぁそこそこ。だいたい3時間に1回くらい行って量が少ないのは肺虚。数は正常だけど少なくて色がついてるのは脾虚。というふうに、小水は分類します。

　それから月信。これはまず生理痛があるかないかですよね。生理痛があるのか、レギュラーかイレギュラーか。規則正しく来るのか不規則に来るのかによって五蔵の別がある。いつも早目に来るのは肺虚。少ないのも肺虚。少しずつ遅れて来る、量が多いのは肝虚。全く不規則、つまりあったりなかったり、あるいは20日で来たり40日で来たり。これは脾・腎の虚。閉経で今にも止まりそうだとか、あるいは止まったかと思うと、またあるというのは心と腎の虚と見るわけですね。

　まずカルテを書く時、そうやって分類しちゃう。ひとつでも変だったらそれを重点にまず考えていく。その治療というか全体の病態、その人の病態像を眺める時、非常に大きなヒントとして残しておくんです。睡眠が肝虚だったら後も全部肝虚かというとそんなことはない。他のものは腎虚の時もあるし、脾虚の時もあるし、男と女では違うし、これに異常がなければ大した病気ではないと考えて構わない。

　あと年齢を聞くのは、ひとつには生理があるのかないのかの、初潮以前なのか夢精以前なのか。つまり小児なのか大人なのかということを問わなければいけない。老人なのか、つまりそれは女の人なら閉経したかどうか。それから家族は夫婦なのか、一人ぼっちなのか、子どもがいるのかいないのか、そういうこと。職業は頭を使うのか身体を使うのか。今は断然、頭を使うばっかりですね。肉体労働というのは、少ないです。主婦も含めてね。座って事務をやるというようなことが多い。営業なんか事務職なんです。付き合いも多いですね。そういうようなことを職業からたずねる。

　今はあんまり差別というか、違いはなくなったんですけど、居住状況です。マンションに住んでいるのか、一戸建てなのか。それを聞くのは失礼になる時もありますけど、それは家族構成にも関係があるんです。マンションで一人ぼっちなのか、一軒家で一人ぼっちなのかでは全然違います。マンションで一人ぼっちというのは、大変に孤独です。一軒家で一人ぼっちなのは、近

コラム④ 24脉を英語で

皆さんは、コーラフロートを食べたり飲んだりしたことはありますか？

浮脉のことを"floating pulse"、沈脉のことを"deep pulse"。「沈」と「深」は音が同じ、お互いに意味が通じているの。

澀脉は"rough pulse"、滑脉は"sliding pulse"、六部定位脉診は"six regular pulse reading method"。"pulse reading"は脉を読む。いつか全日本の学会で世界鍼灸学会というのをやって伝統鍼灸学会がワンセクションもらってそこで発表したんですけど、その時

脉経	英語	漢文
芤脉	the soft pulse	「浮大而軟，按之，中央空両邊實」一曰手下無両傍有
洪脉	the overflowing pulse	「極大指下。一曰浮而大」
促脉	the quick but irregular pulse	「来去數，時一止，復来」
弦脉	the chord pulse	「舉之無有，按之如弓弦之状」
緊脉	the tense or taut pulse	「數如切縄状」
伏脉	the deepest pulse	「極重指按之，着骨乃得」
革脉	the deep and strong	「有似沈伏，實大而長，微弦」
微脉	the flickering pulse	「極細而軟，或欲絶，若有若無」
細脉	the small and thin pulse	「小大於微，常有但細耳．」
軟脉	the soft pulse	「極軟而浮細」
弱脉	the very soft pulse	「極軟而沈細，按之欲絶指下」
散脉	the scattering pulse	「大而散，散者氣實血虚，有表無裏」
緩脉	the relaxed pulse	「去来亦遅，小駃於遅，」
結脉	the intermittent pulse	「往来緩，時一止，復来」
代脉	the inconsistent pulse	「来數中止，不能自還，因而復動脉，結者生，代者死」
浮脉	the floating pulse	「舉之有余、按之不足」
沈脉	the deep pulse	「舉之不足、按之有余」
遅脉	the slow pulse	「遅脉．呼吸三至去来極遅」
數脉	the rapid pulse	「數脉、去来促急」
虚脉	the weak pulse	「虚脉、遅大而軟、按之不足、隠指豁豁然空」
実脉	the strong pulse	「大而長微強按之隠指幅幅然」
滑脉	the sliding pulse	「往来前却，流利展轉，替替然，與數相似」
澀脉	the rough pulse	「脉，細而遅，往来難且散，或一止復来」
動脉	───	「見於関上、無頭尾、大如豆、厥厥然動揺」

表現すると

に "six regular pulse reading method" と発表したんです。

すごい苦労してやったんですけど、たとえば『脉経』に書いてある浮脉、「挙之有余、按之不足」これを英訳すると "If released, there will be more volume; If pressed less."『脉経』に書いてある脉状を全部英訳したんですね。ホームページでは一応書いたんですけど、まだ公開はされてない。そのうち公開しますけどね。

（2006年11月東洋鍼灸専門学校講演）

英文
soft, floating and large; when pressed, hollow at center and hard at both ends. Some say, nothing under the finger even at both ends.
extremely large under the finger. Some say, floating and large.
coming and going quickly and sometimes missing one beat
released after initial pressure, it is not felt; but when pressed again, it is felt like a bow's string
looks like a fast pulse, as if a tightly stretched rope is cut
felt only when very strongly pressed to the bone
looks like the deep and the deepest pulse; strong and large having a little bit of 'chord' factor
very thin and soft, almost nonexistent
small but slightly bigger than Bi (flickering pulse)
very soft, floating and thin
very soft, thin and deep; could be felt only by pressing hard
large and scattered 注；「散者」以下の文は後世の注の誤入の疑いあり。よって訳出せず。
coming and going looks slow, but a little quicker than the slow pulse
coming and going slowly and sometimes one beat is missing
comes quickly and misses one beat; it is ever changing, never assumes its original form.
If released, there will be more (volume); if pressed, less
If released, there will be less (volume); if pressed, more.
three beats per breathing; coming and going very slowly.
coming and going very rapidly
slow, large and soft; when pressed, powerless; strikes hollow at the finger-pad
big, long and a little strong; when pressed, bouncing under the finger-pad
coming and going very smoothly, and also rolling; keeps coming repeatedly like the rapid pulse.
thin and slow; its coming and going is not smooth; sometimes missing one beat.
――

所付き合い結構ありますから。というようなことも頭に入れておく。それが問診の大事な所です。

次に望診。望診とは見た目ですね。色・艶、特に最初、顔面の色艶です。艶のあるほうが断然いいです。艶のないのは駄目。駄目っていうか予後が悪いと考えられる。がっしりした身体なのか、弱々しいのか。必ずしも太っている、痩せているじゃなくて、小さくても、痩せてても、がっしりしてるのか。入って来て応対する時、まともに僕の顔見てしゃべれる人なのか、言葉使いがちゃんとしてるのか、はっきりメリハリつけてしゃべれるのか、背筋はちゃんと伸びてるか。そういう人は実の身体で病気としては軽いです。ところが頭下げて上目使いで、あるいは顔もあんまり見ない、声も弱々しい、動作がのろいというような弱々しいのは虚の身体で、病気としても予後はよくないと考えられる。

次にもっと問題なのは体型（**図1**）。太ってるのも2種類あって、丸太棒。棒みたいな身体。下腹部が俵みたいに太っている。横広がりというのか、お腹をお臍の辺りで切ってみた時に、これが太っている。これが肥。こういうのは痩せてる。これが細いんです。脈はね、脈は体形の通り。これは沈んでる。肥っているのは沈んでる。痩せているのは浮いてる。細いのは細い。むしろ細くて少し沈んでみえる、上にあんまりない、浮いてない。むしろ沈ん

図1 ■ 太・肥・痩・細の体型と脈の関係

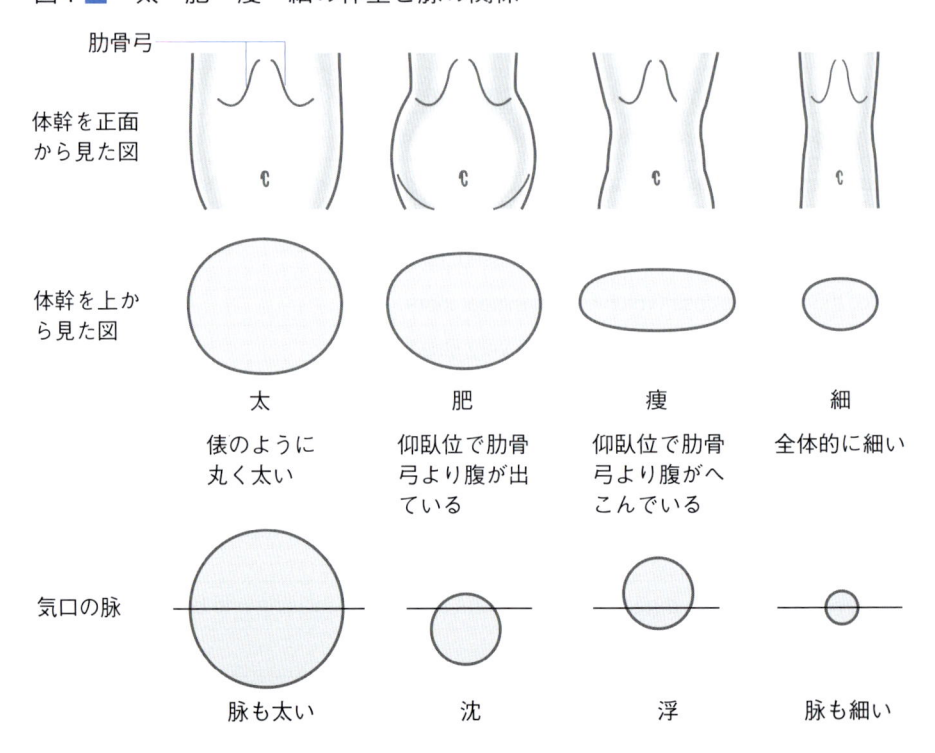

でるんじゃないかと思うくらい。もし肥っているのに脉が浮いてると逆なんです。これは気口を診る。体型と脉との順逆をはかるのが気口のほう。これは大事な情報なんです。これが望診です。

　3番目の触診。触診とは主に身体の寒熱です。あったかいのか、熱いか、冷たいか、冷え切ってるのか、です。寒というのは冷え切ってる状態。熱というのは本当に熱い。誰が触っても熱い。冷は比較してこっちよりこっちのほうが冷えているなという、相対的に冷えているということ。温も相対的に温かいということ。どこを診るかというと、上半身と下半身の比較です。どこで比較したらいいかというと、胸と前胸部から上腹部にかけていくここの場所と足の膝から下の内側を比較するんです。それが上半身と下半身の比較ということですよね。もう一つの比較は上肢と下肢の比較です。比較する部分は上肢は前腕と手の部分は分けて考える。前腕部分が温かくて、手先は冷たいということがある。両方温かい時もある。両方熱い時もある。先っちょだけものすごく熱い時もある。それをまず診ないといけない。足もそうです。足も膝から足関節までと足関節から先の部分を比較する。

　もう一つ、施術中に散鍼しますね。その時左手で皮膚面の温かさと冷たさの区別を診断しないといけない。冷たい所は鍼を留める。熱い所はちょんと突っつく。これも一種の診断なんですね。左手で留めるか突っつくか決めて探っていく。それも一つの触診、すぐ施術するための診断です。

（1995年5月）

8　脉診の指の置き方と部位

(1) 六部定位脉診

①患者は仰臥位で、手は患者の胸から腹の間にあること。手首はまっすぐに伸ばした状態にする。

②術者は患者の左に位置する。

③脉診部位は掌側面ではなく、外側（あるいは橈側）の橈骨茎状突起の一番高い所を、術者の示指と中指で挟むように置き、薬指をそのまま自然に添える。

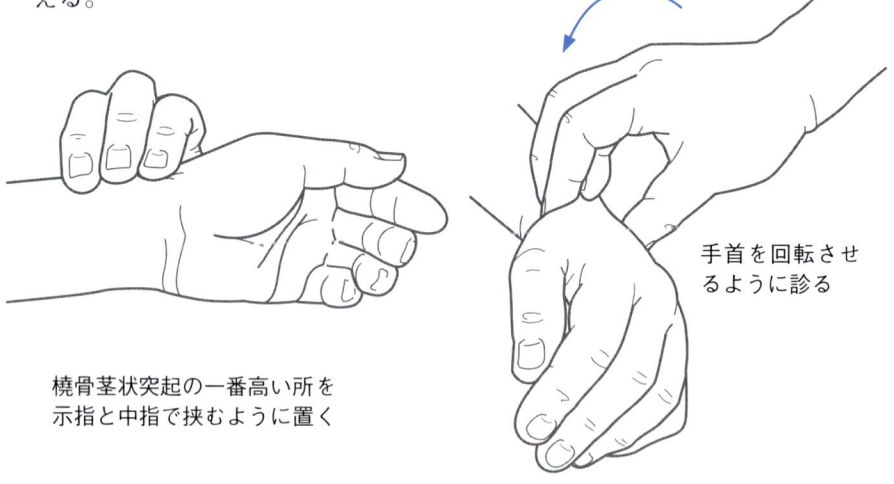

手首を回転させるように診る

橈骨茎状突起の一番高い所を示指と中指で挟むように置く

④三指をそのまま掌側面にスライドさせ、患者の一番はっきり脉を拍っている真上に、自分の一番敏感な指先を当てる。指には力を入れず、手首を回転させるようにして診る。

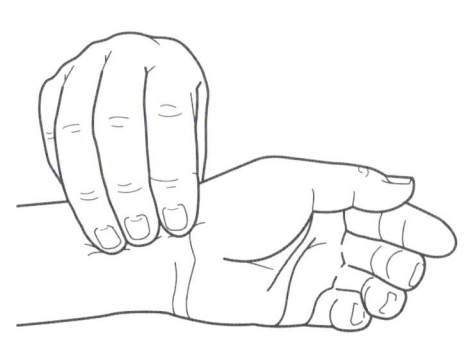

動脈の上にスライドし患者の前腕と直角になるように置く。母指・小指は背側に脉を診やすいように置く

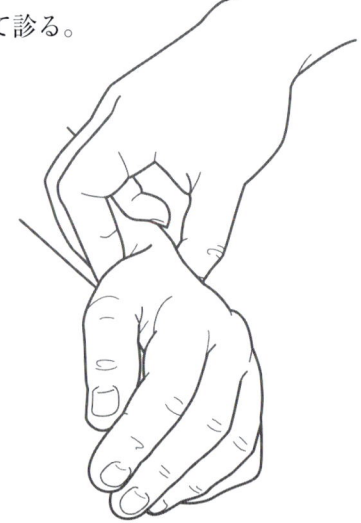

(2) 人迎気口診

　手首の橈側の一番高い所に示指、あるいは中指を置いて、同じように掌側面にスライドさせて、指一本だけで診る。つまり、寸関の間に指を置くことになる。それが示指であろうと中指であろうとかまわない。僕は中指なんですけどね。

　つまり、橈側の一番高い所の内側の脈が人迎気口診なんです。それが寸関の間なんです。でも寸関尺が先に決まるんじゃなくて、人迎気口診の場所を示指と中指で挟んじゃう。人迎気口診が決まって、その場所を示指と中指で挟むと寸関尺の位置が決まるんです。

コラム❺　古典研の補寫、手技のこつ

　一応言っておくのは、響いたら言ってください、あったかくなったら言ってください、もぞもぞしたら言ってください、何かを感じたら言ってください、痛かったら言ってください、ということですね。それね、なぜこんなに言わなきゃならないかっていうと、響くってこと、患者さん知らないんですよ。どんなものが"響く"のか。僕らはわかってますよ。だから、兪募穴やる時に、一番やりやすい相手は鍼灸師なんです。知ってるから。言ってくれるんですね。

　で、皆さんもやってみるとわかるけど、速く刺すのは簡単です。難しいのは抜く時。ゆっくり抜くんですけど、相手の抵抗、その抜かせまいとする力が働くんです。そうであればあるほど、よく響くんです。だから、すーすーすーすーね、速く入っちゃって、またすーっって何の抵抗もなく抜けるようだったら、ツボが間違ってるのか、相応しくないんです。で、それすぐやめちゃう。もう1回ツボをとりなおす。入れて、ゆっくり抜いてく。その時引っ張ろうとしますから。抜けないように。

　だから自分で三里なら三里をやってみればいいんです。自分の三里なりを。それで経験してみる。それが一番いいと思う。

　で、今度は補法ですね。これはゆっくり刺す時に、相手が抵抗するんです。ゆっくり抵抗したら、少し上げる。速く上げる、そしてまたゆっくり刺していく。なんか抵抗したら、パッ。そういうことを繰り返すと比較的早く響く。

　そういうことを、患者さんから感じなくても、これでいいんだっていうなにかを見つけたいんですけど、まだ見つかってないんです。やっぱり患者さんが言ってくれないとわからないんですね。まあ、刺しにくかったのがだんだん刺しやすくなったとか、周りがこう、あったかくなってきたとか、なんか術者の方にも感じがあると思うんですけどね。

これは実際にやってみないとわかんない。どっちがいいとも言えないんですね。人によって違うんです。示指を動かす人と中指を動かす人と違うんですね。これは脉診の指の置き方だから、どうやって脉を診るかという内容ではなくて、どうやって指を置くかという、つまり、構造的なハードの面だから、それがちゃんとしていないとソフトのほう、内容のほうにいった時にわからない。違っちゃうんですね。これだけは基本的に守って、それでやるということです。

指腹の先で診る人もいるんです。指尖で診る人。それから指紋の腹、指腹で診ちゃう人もいる。僕はちょうど中間くらいなんですけれどもね。指腹の中間くらいで診ています。それも人によって違います。自分で見つけなきゃ駄目です。どこが診やすい所かを。

コラム⑥ 六部定位と人迎気口診それぞれの特徴

それでは、最後になりますが、六部定位脉診と脉状診が、それぞれどういう特徴があるのか、説明したいと思います。

たとえば病因つまり風とか湿とか六部定位脉診のほうでは全く診断できない。風が入っているとか湿気だとか脉状診だとできる。

次に病証、六部定位脉診のほうは一部可能なんですね。たとえば肝虚証といったときこれも一つの病証なんです。病態を表している。脉状診だとできる。

次に選経です。経を選ぶということですね。これは六部定位脉診でできます。脉状診で選経はできません。

次は症状ですが、六部定位脉診では全くできません。肝虚だからといって、こういう症状があるということは全くいえません。脉状診ではできます。

それから、兪募穴。六部定位脉診では、兪募穴は選定できません。脉状診ではできます。

それから予後診断。六部定位脉診では一部可能です。たとえば蓄膿症は肺虚がいいとか。脉状診では完全に可能です。

それから未病治ができるか。六部定位脉診ではできません。脉状診ではできます。

そして陰陽虚実。六部定位脉診ではできません。脉状診ではできます。

次に気血がわかるか。六部定位脉診ではわかりません。脉状診ではわかります。

次に寒熱がわかるか。六部定位脉診の場合は脉が速いか遅いかは診断しないんです、寒熱はわかりません。脉状診ではわかります。

これが、六部定位脉診と脉状診との違いです。脉状診では選経はできませんが、他のことができます。

9　診断から治療へ

　ここでは1996年5月26日に行われた全日本鍼灸学会第45回京都大会実技セッションで配布された資料より引用、改変したものをご紹介します。

更年期障害に対する経絡治療

1．診察手段ならびにその特徴

①問診

　主訴および睡眠・食事の状況・大小便・月信を問うことを必須として、主訴で触れていない他の身体の部分の状況を問い、加えて年齢・体重・身長・性別・職業・病歴・患者の内外の居住状況等の一般的所見を問う。

②望診

　顔面と身体全体の色・艶および体格（がっしりした身体・弱々しく見える身体等）・体型（太・細・肥・痩等）を観察する。

③触診

　上半身と下半身および上肢と下肢の寒・冷（相対的に冷えている）・熱・温（相対的に温かい）を診る。さらに施術中の押手で皮膚面の寒熱を即断して補寫の手技の診断に使う触診がある。

④脉診

・六部定位脉診：相対的に強い脉の部から五行の相生・相克関係による類推を前提にして二蔵の虚を見つけて、五蔵のいずれかの一蔵虚を診断する。
・人迎気口診：左関前一分の人迎脉と右関前一分の気口脉の浮・沈・遅・数・虚・実・滑・濇の八祖脉によって、外傷の風・寒・熱・湿と内傷の虚・実・冷・燥、および気・血を診断する。

2．診察より得た情報の整理と診察結果

　問診中で必須の条項である睡眠・食事・大小便等は蔵の気虚と関連が顕著であると認識している。たとえば寝付きの悪い睡眠は肝虚、まったく眠れないのは脾虚または陽実、浅いのは肺虚等である。同様に大便条項で泄寫は腎・肺虚、下痢は脾虚。月信の異常は腎、脾、肝の機能失調と関係がある等である。望診で赤色は火熱の上亢と欝滞を知り、艶は予後の是非に関係がある。体格の盛衰は身体全体の虚実と関連し、体型は気口の脉の浮・沈・実・細と対応している。手足の寒熱は人迎気口診の脉状パターンと相関しているので、脉

状と手足の寒熱の順逆、加えて症状との対応を考える。脉状パターンは各々基本的な症状と相関しているので、それらの対照も行う。

六部定位脉診では補寫すべき経を選択できる。人迎気口診の診断結果は要穴と兪募穴の選択と内外の病因を診断し、それに対応する病症状を検索、検討する。また、症状の痛み・腫れ・凝り・痒み・麻（しびれ）は各々、気滞・湿・寒湿（痰）・虚・気虚を示しているので、経気の欝滞、病因、気血の凝滞等の病態を診断して治法に結びつける。

以上は中国伝統医学の基礎論（蔵象論・蔵腑経絡説・陰陽論・五行論）と病証論（虚実・寒熱・三焦・病因・気血）を背景にした現症の理論的弁証と望診・問診・切診による現症の診断的弁証と言えるであろう。

3．診断から治療方針の決定に至るプロセス

どこに治法の核心を置くかと言えば、ひとつには患者の主訴の苦痛を取り除くことを第一に考えるのはもちろんであるが、同時に社会内存在としての役割と自身の生存と生理を伴う生命維持活動に障害がないかという生活の質（QOL）の観点から治法の緊急性の度合いを考えるべきである。

そのような緊急性を念頭に置きながら、主訴が示す内容を診断によって病因・陰陽・虚実・寒熱・気血・三焦等の病態に弁別した結果が蔵の虚実・内外傷とひとつの病証に集約できれば、それを「証」と定める。「証」はその言葉が既に治法を指示している。

4．選穴理由

「証」が持つ病態はあらかじめ外傷の侵襲により良く対応し、邪と親和性のある蔵器をその背景に持ち、内傷も同様にそれに対して補完性のある蔵器の対応があるのである。蔵器が持つ五行の性質は要穴にその主治の面から対応していると考えられる。従って、「証」が示す病態名は即、経穴を選択できるようになっている。たとえば次のような対応である。

　　風―井穴・期門、寒―合穴・京門、熱―滎穴・巨闕、湿―兪穴・章門
　　虚―合穴・腎兪、実―井穴・肝兪、冷（気）―経穴・肺兪、冷（血）―兪穴・脾兪、燥―経穴・心兪

上記の選択は本治法に用いられる。対症療法としての穴の選択は過去の治験が示し、自身が親試して実績があった経穴を選ぶのが基本である。

5．取穴の具体的方法

『鍼灸甲乙経』の記述を基本とする表記を経穴の住居表示と考え、それによって示されているだいたいの位置に示指または中指の先端を置き、撫で、押圧しながら主に窪んだ穴状態の部を探る。時には圧痛・硬結状態を示している経穴もある。

6．用鍼手技

鍼は40mm、18号の銀鍼と40mm、12号のステンレス鍼の2種を用いる。鍼法はすべて捻鍼法。左手の中指、薬指、小指は扇形に広げ、上下圧を加えて皮膚面を固定し、母指と示指は半月様に形成されて刺入されんとする鍼を支持するために左右圧を加える。補法は抜鍼後に経穴を閉じ、寫法は閉じない。この捻鍼法は手足の要穴と背部・腹部の兪募穴の補寫に施される。また、その主治症に治癒を求めて、ある一経穴および相対的に冷たい所に施術する。

散鍼法は押手の左手が皮膚面を撫で、つまみ、押し、按じ、時に押手の母指の爪甲の内側で皮膚面を撫で下ろし、同時に右腕全体を手指先まで細かく鞭のように振りながら鍼が皮膚面を"突っつく"手技である。この散鍼法は局所の皮膚面の凝り・張り・痛み・腫れ・硬結・緊張・相対的に熱い所等に用いられる。

7．症例

患者：52歳　女性　公務員　既婚　配偶子　2人

初診日：X年11月20日

主訴：1日おきに不眠、耳鳴り、頭痛、無気力（集中しない）、突然頸から上が熱くなり発汗する、臥すことを好む、頻尿（昼夜を問わず2時間半おき）、生理不順（3ヶ月ないと思うと、1月に2回あったりする）、易疲労

医療病名：自律神経失調症（更年期障害による）

一般所見：細身の身体、体重47kg、身長157cm

望診所見：火照ったような顔色、体には艶がある。

問診所見（主訴以外）：食思なし。肩項凝る、背中張る、下肢倦怠。

触診所見：体全体が温かく、手足はともに熱い。

脈診所見：心・腎の部が虚して見える（六部定位脈診）、左右の気口・人迎ともに沈、滑の気虚寒湿（人迎気口診）。証は心腎の気虚鬱熱。

察証論治：不眠・突然の火照りと発汗―心神の不調による鬱火の亢進、頭痛鬱火の上昇、無気力―陽虚、頻尿―小腸・膀胱の鬱熱、腎精の衰え、生理

不順─脾腎の虚、耳鳴（右）─気虚、臥すことを好む─陽虚、易疲労─陽虚、睡眠・食欲の障害─陰虚、細身の身体─脉細・陰気虚、火照ったような顔色─滑脉・欝火、食思なし─陰虚、下肢倦怠─脾陽虚、下肢の浮腫─脾腎の虚、凝り・張り＝気血の凝滞（痰）─ 脾腎の虚、身体全体が温かい・手足ともに熱い─欝熱、気口人迎の脉ともに沈─陽虚、気口人迎の脉ともに沈・滑─気虚欝熱、六部定位脉診─心腎虚、寒湿─中脘・中極

　腎精の虚と心火の亢進（心腎不交）が身体の種々の生理面で欝熱を起こし、精神的な躁状態による不眠、欝熱による頻尿、熱い身体と顔面、その結果、気血が順調に流れず、身体に凝り・張りを残し、陽気の虚を生んで、不活発な生活状況を作り出している。従って、医学理論と診断の２つの弁証から心腎の気虚欝熱という「証」を決定した。

施術：六部定位脉診によって補法すべき経は心経と腎経である。

本治法─腎経・心包経・小腸経・膀胱経の合穴と榮穴の補法。肺兪・心兪・中脘・中極の補法

標治法─頭部、前胸部、肩項部、背部の散鍼、右耳門の知熱灸、百会の点灸（5壮）、失眠穴の点灸（熱く感ずるまで）

第4章

臨床応用編

井上脉状診の治療で使われる手技について

　井上脉状診による治療では必ず、本治法と散鍼、知熱灸を行う。まず仰臥位で脉診をして腹部に施術した後、頸肩背部は座位、背腰部は腹臥位で本治法と散鍼を施す。施灸はその後に行う。
　「基本の施術」では本治法の鍼についてしか記載していないが、いずれの場合にも散鍼と知熱灸が行われるものとして理解されたい。

(1) 本治法における補寫

（1）五行穴に対しての補寫
　五行穴に対しては、開闔の補寫を施す。
①補法：押手の示指を枕にし、そこに鍼を添えて、母指で鍼を挟むように押さえ、刺手で鍼を下してツボ（皮膚）に接触させ、刺手を上げると同時に押し手の母指でツボを塞ぐ。
②寫法：押手の示指を枕にし、そこに鍼を添えて、母指で鍼を挟むように押さえ、刺手で鍼を下してツボ（皮膚）に接触させ、刺手を上げると同時に押し手の母指・示指を開いてツボを塞がない。
（2）俞募穴に対しての補寫
　俞募穴に対しては、『難経』六十七難「陰病行陽陽病行陰」を根拠に陽病には募穴に徐疾の寫法を、陰病には背部俞穴に徐疾の補法を施す。
①補法：ゆっくり刺入し、素早く抜く。鍼を抜いた後、ツボを母指で塞ぐ。
②寫法：素早く刺入し、ゆっくり抜く。鍼を抜いた後、ツボを塞がない。

(2) 散鍼

　鍼が動かぬように母指、示指を固く組んで中指背側外角に重ねる。小指から示指まで少しずつ巻き込むようにして指を重ねていく。
　鍼先は中指外側の延長線上に来るようにする。一般には示指腹内側のみが中指背部に密着し、母指は中指とは接しない。ただ強く打つ時のみ、母指も示指とともに中指に接する。示指、中指の関節がそったり伸びたりしないように注意する。中指指尖に力が集中するように、示指のベクトルも中指に向ける。

以上のように鍼を持ち、左手（押手）で温かさや冷たさ、硬さや軟らかさ、湿っているか乾いているか、等を感じとりながら、それに応じて右手（刺手）で、突っつく、あるいは留める等の手技を行う。

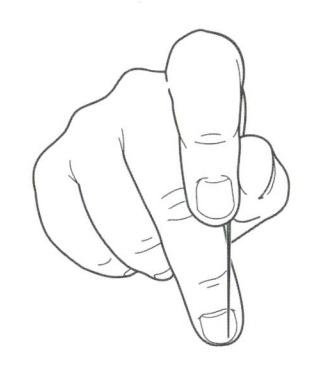

刺手正面図（散鍼） 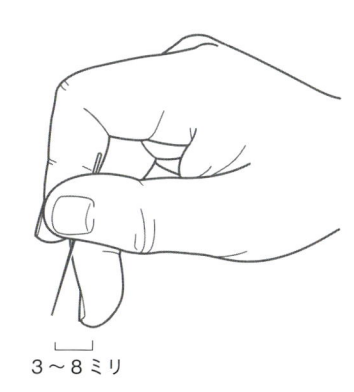　　　刺手側面図（散鍼）
3～8ミリ

手の指をばらばらにしない、鍼先は中指の外角に。

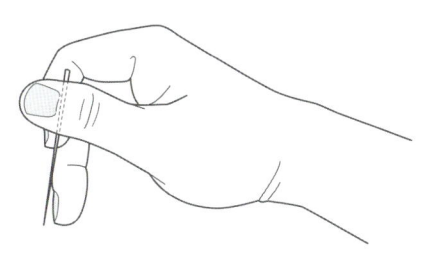

母指と示指でしっかりホールドする。
わずかに鍼先が出るように。

（3）知熱灸

もぐさを、底面の直径と高さの比率が2：3になるような円錐状に形作る。大きさは任意であるがだいたい底面が1㎝、高さが1.5㎝くらいが扱いやすい。

火をつけた後、熱感を感じたら教えてくれるように言い、その合図で取っていく。30～35秒くらいで熱感を感じるようでなくてはならない。常に4個以上に火がついているくらいの速度で施灸する。

刺鍼を行う時にしるしをつけておき、刺鍼終了後に施灸する。肩上部などは硬結などを目標に寫的に行い、腹部・背部は証に従って行う。

各証の基本穴は以下の通り
- 肝虚証　　中脘・期門（または大巨）・梁門、肝兪・脾兪・腎兪（または志室）

- 心包虚証　　膻中・中脘、肝兪・腎兪
- 脾虚証　　　中脘・不容、肝兪・脾兪（または胃兪）
- 肺虚証　　　中脘（または気海）・天枢、膈兪・肝兪・脾兪
- 腎虚証　　　巨闕・中脘・梁門（または天枢）・大巨（または水道）、
　　　　　　　脾兪・腎兪（または志室）・大腸兪

コラム⑦　知熱灸のはじまり（井上式知熱灸の起源）

　示指頭あるいは小指頭大の艾をすえて、患者が熱感を訴えたら取り去るという知熱灸は、元古典鍼灸研究会会長の井上恵理氏が、昭和26（1951）年に日本鍼灸治療学会で、「ドーゼの研究　第1報　灸の度量」として発表した内容を起源としています。

　現在、当会では知熱灸といえば井上恵理氏の発表した灸法を指します。

　それ以前の知熱灸は、たとえば裏内庭に点灸して熱さを感じるまですえる灸法を、もっぱら知熱灸といっていました。それ故、井上恵理氏は『経絡治療』誌・第1巻第3号所載の「経絡治療治療篇」の中で、「知熱灸として発表しましたが、後に竹山（晋一郎）氏より裏内庭等の知熱灸と混同すると注意されて井上式とした」と書いています。

臨床応用編について

(1) 本文について

- 井上先生の講義から抜粋したものである。セミナーを受けに来た人達を対象に話しているので、人迎気口診についてある程度わかっていることを前提に話が進んでいることを理解されたい。人迎気口診の基礎についてはこの本の前半部分を参照のこと。
- 文中、「血虚湿症」が「血虚湿」、「労倦湿症」が「労倦湿」などと用語が省略されていることがある。日常の使い方なので、あえて訂正はせずそのままとした。
- いわゆる一般的な「カゼ」をカタカナ表記で、「ふうじゃ」を表す時は漢字で「風邪」と表記した。ただし「おたふく風邪」だけは慣用的に「かぜ」と読めるので漢字で表記した。

(2) 基本の施術

- 病証……鍼灸適応のものの中で、よく見られる病証を例に取り施術法を記載した。たとえば感冒・流感のように多くの証が見られるものは人迎気口診の病証ごとに項目を立て、その治療例として最もよくみられる六部の病証について基本の施術法を示した。
- 対症療法……昔からの、それぞれの疾病に対して効果的とされる施術法を含め、脉診による本治法とは別に行うもの。
- ポイント……治療に当たって特に役立つと思われること。見立てのヒント、治療回数の目安、患者さんに生活上の注意など、臨床体験の中から井上先生が特に重要、あるいは有用と話していたものを記載した。
- 注意……重篤な疾患につながる可能性など、見逃してはいけない点について記載した。
- 治療の内容について……本治法および対症療法についてしか記載がないが、本治法に加えて散鍼、知熱灸を行うのが治療の基本スタイルである。

(3) 利用について

　ここに載せてあるのは基本の一例であるということを再度申し上げる。

　井上脉状診の長所は、個人の経験とか勘だけに頼るのではなく、裏打ちとなる理論に基づき施術法が決まる、言い換えれば誰でも同じ施術法を取ることができるということである。

　しかし脉状診のさらなる特徴として、臨床応用の広がりがあるということを忘れないでいただきたい。たとえば、実際の脉証とは別に「風熱」の取穴で治療するということはその典型例である。本書で特に記載した箇所もあるが、本来は、手足が熱い、新病である、上のほうに症状がある等、諸々の要素を合わせ考えて施術者が判断するべきものである。逆に言えば、いかなる病症に対してもそのような采配が可能だということである。さらに言えば、患者さんの状態を見てそこにどのような手技を加えるか、どのような兪募穴五要穴を採用するのかがさじ加減ともなる。

　よって、ともすればAならばBとマニュアルのようになりがちであるが、そのような思考停止の利用ではなく、理論を知った上で発展的に臨床を進めていただくことをお願いする。またそういった意味で、治療は個人の判断と責任において行っていただくということは言うまでもないことである。

※編集部注）文中には現在使われない表現や薬の話など、鍼灸師の業務範囲外の内容も含んでいますが、故人の表現を残しております。

1　感冒・流感

　じゃあ、感冒いきましょう。カゼですよね。僕らは感冒だとか、傷寒だとか区別しますけど、患者さんはもうそういう区別はないですよね、全部カゼ。

　で、治療してもいいけど、よっぽど信頼関係がなければやっちゃいけないのは、肺炎、気管支炎。肺炎、気管支炎はすぐわかるんだよ。カゼ症状があってね、熱が出てる、咳はある、体はだるい。で、胸痛、胸肋痛、つまりこの前胸部、前胸部とか胸の真ん中とかが痛い。そして脉が労倦ならこれは気管支炎や肺炎だと思っていいです。

　で、自分で自信がある、あるいは患者さんとの人間関係、信頼関係がちゃんとしていればやってもいいですけど、そうじゃなかったらお医者さんに行って診てもらって下さいと。時間がかかります、治すのに。治療室に来て、カゼ症状があって、労倦だったらもう気管支炎、肺炎を疑わなきゃならない。すぐに医者に送るか、それとも医者に行くのいやだと、先生やって下さいと言った時は、往診になっちゃう。往診になると、少なくとも2週間はかかっちゃう。そうでなくて、医者行ってそれこそ点滴して、抗生物質打たれて、肺炎治したほうが早い。

　で、患者さんたちはね、肺炎、気管支炎はほとんど治んないと思っています、鍼灸ではね。だいたいカゼが治るとは思っていない、鍼灸で。だけど僕んとこの患者さんは、カゼが一番多い、1年を通して、カゼの患者さんがね。一番多いのが表寒ってやつですね。人迎が浮いているやつ。気口が沈んでれば気虚表寒、浮いてれば虚労表寒。これは手足が温かい。僕が脉診たりなんかしても、足触っても、僕の手よりも温かくて、両方とも。一番多いのは肺虚ですね。二番目は腎虚です。三番目が脾虚。

　それで、患者さんが症状を訴えている場合もあるけれども、全くカゼ症状がなくてこの脉を示している時もあります。でも、これほっときゃ、やがてカゼになる。で、いつか言ったように、自分じゃカゼ引いてるって思わない、なんとなくだるいな、なんとなく熱っぽいなというくらいで、普通の生活ができている。まだカゼ引いてるってわからない段階。で、これを治療。これカゼ引いてるよと。まあ、カゼというか冷えですよね。陽の部の冷えです。で、僕が治療する、そうすると表寒が取れちゃう。うまく治療すれば症状が出ない。すると患者さんは次に来て、先生、カゼなんか引いてなかった、と。それは成功なんです。じゃなくて、僕が治療失敗して症状が出ちゃう。そうす

るとね、そっちのほうが患者が喜ぶのね。先生の言ったとおり、本当にカゼだったって。僕は失敗だと思っているんだけど。

　この表寒が多いですよね。肺虚も腎虚も。腎虚と肺虚とどういう症状が違うかというと、腰が痛くて重いのがあるかないか。腰の症状があるんだよね、腎虚は。痛いとか重いとか。で、これ治療すれば、原因がわかるわけ。寝不足とかね。カゼの原因ってのは、一般的な疲労ですからね。

　だから、ウイルスかなんかと言って、ウイルスには違いないんでしょうが、それでうつるって思ってるでしょ、患者さんは。ところが、まあ、流感は別だけど、普通のカゼはうつりゃしない。うつりゃしないって、語弊があるから、疲れた体にはうつる。年中、僕んとこの治療室にはカゼの患者さん来るわけだから、僕は当然患者さんと口利くしね、接触するわけだから、僕、カゼ引いていいわけですよね。だけど、一度も引いたことないですよ、そういうこと。だから、こっちが疲れてると、やられちゃう。疲れが原因。

　カゼで一番大事なのは、睡眠と休養なんです。どんないい治療したって、どんないい薬飲んだって、睡眠と休養取らなきゃカゼは治んないです。あるいはカゼを治すには、ただで治せるはずなんです。お金かけないで治せるはず。

　それから、患者さんからカゼ薬飲んでいいですかとか、聞かれると思うんですけどね。その時に、僕はこういうふうに答えることにしているんです。薬の中で、カゼ薬ほど種類の多いのはない。それこそ数え切れないほどカゼ薬はある。製薬会社の数だけあるかもしれない。要するに、それだけあるということは、決定的な薬がない、ということです。一つだけ効きゃあね、それしかないわけ。モルヒネならモルヒネしかないわけ、痛み止めは。モルヒネは65％効くのかな、すごい効くんですよね。だけど、カゼ薬はそれだけ数が多いということは、効く薬がない。で、カゼ薬のほとんどは何かというと、眠らせること。つまりヒスタミン剤なんか入ってて、そうすると眠くなる。ほとんど眠くなる薬が入っているんです。だからカゼなんか薬飲まなくても、睡眠と休養さえ取れば治るわけ。

　一番悲惨なのがどういう人かって言うと、寝たきり老人や動けない人を介護してる人。そして夜中のトイレを世話してる人。カゼ引いたら治んない。で、無理すると共倒れする。だから僕が治療するけど、睡眠と休養ちゃんと取らなきゃ駄目。どうして女の人がこじれちゃうのが多いかって言うと、これができないんですね、女の人はね。特に主婦はね。何しろ24時間労働ですから、何回も言いますけど。休みがない。日曜祭日がない。冬休みもない、正月休

みもない。ずっと働いている。だからこじれちゃうのは、たいてい女の人です。

　それから、脾虚になったカゼ症状というのは、一番代表的なのが、感冒性の胃腸炎っていうやつです。胃腸のカゼっていうやつね。下して、それから吐く。これは表寒の脾虚。で、何を守らせるかと言ったら、冷たいもの、冷たい飲食物を控える。冷えたジュースだとか、果物だとか、冷蔵庫から出したもの、そういうものを控える、食べちゃいけない。温かいものばっかり食べなさいと言う。で、これそんなに長引くことないですよ、ほっといてもね。せいぜい3日じゃないですか。3日経てば治ります。でも鍼やったほうが、うんと早いですけどね。

　だから、肺虚だったら、陽経の大腸経の経合を使う、腎虚だったら、膀胱経、三焦経の経合を使う。脾虚だったら胃経の経合を使う、三里、解谿。で、ちゃんと治る。これが一番よく効く。

　それから二番目が、人迎が実でね、数で、これ風熱って言ってます、風熱。症状の特徴は、項背こわばる。それから頭痛ですね。発熱、これはあってもなくてもいいです。で、人迎も非常に強い。気口も両方とも強いですね。つまり葛根湯の証なんですよ。葛根湯の証、陽実ね。まあ、まともな風熱、カゼ症状がちゃんとあって、ちゃんと人迎のほうが実で、肺虚で、というのだったら鍼灸のほうがずっと早いと思う、葛根湯飲むより。で、この風熱の治療をやって、体発汗するんです、これ。もう早い人は鍼してる最中に発汗する。で、一番多いのは肺虚ですよね。肺虚の陽実、肺虚の風熱。これは、少商、魚際から補って、金門を瀉すんですね。

　この風熱というのは、すごい応用が利いて、項背こわばるわけですから、急にきた肩こり、寝違い、今朝から首が回らない、今朝から首が凝ってしょうがないとか、首が痛いとかっていう、新しい病気ですね、急性の病気、急性の肩こりとか、寝違いとかとは、脉がなんであろうと風熱でしちゃう。こういうのを治すんですね、風熱っていうのはね。

　三番目、風寒。これ遅いんですね。人迎だけ実、気口のほうは弱い。それで風寒だってわかるんですね。これは寒気と言って、悪寒と言います。悪寒を伴う。だからこれから熱が出そう、実際に熱が少しあるかもしれない、ってことがほとんど。肺虚が一番多いです。で、それから痛みを伴う。頭痛だけじゃなくて、節々が痛いとか脇が痛いとか腰が痛いとか、そういう痛みを伴うのが風寒と思っていい。で、井合を使う。

　それから四番目、虚労ですね。倦怠、肩こり、足の冷え、逆上せ。こんな症状があるのが、虚労寒湿のカゼです。カゼ症状以外にこういうのの

ね。で、実際、足が冷たくて、上半身や手が、つまり上肢や上半身が熱い。お腹が張る、お腹が鳴る。

　この虚労寒湿っていうのは、何らかの状況で、身体を冷やしたことなんです。肺虚の虚労寒湿だったら、身体全体、冷やしたんですね。どういうことなのかというと、寝冷えです。寝冷えは身体全体を冷やす。それから腎虚の寒湿。これは、下半身を冷やしている。それから脾虚。これは中焦を冷やしたんですね。胃腸を冷やしたんですね。つまり冷たい食べ物、飲み物を飲み過ぎた、食べ過ぎたから脾虚の虚労寒湿になったんですね。

　で、このカゼ症状じゃなくても、この小便数とか足の冷えとか、お腹が張るというのは虚労寒湿特有の症状です。虚労寒湿であればほかの病気であろうとなんであろうと、こういうことが起こる。だから、たとえば膀胱炎もこういった原因でなる。

　で、外傷でも例外が一つあって、傷寒は例外なんですね。外傷のうち、傷寒は相剋で伝変するんです。傷寒というのは伝染病なんです。つまり、カゼ症状をもった伝染病、流行性感冒ですね、流感。流感は傷寒なんです。外傷性のもので、傷寒が一番性質(たち)が悪い。

　一時、ソ連カゼってあったでしょ。それが流感だ。で、随分、傷寒の患者さんが増えて、ソ連カゼの症状になった人がたくさん来たんですよね。それで初めて、あっ、傷寒というのは、そういう流感のことなんだとわかったんです。

　傷寒は外傷性の実遅。人迎だけが実脉で、気口のほうは関係ない。だからはっきりわかる。で、肺虚で、扁桃腺炎ですか、扁桃腺炎。顎の下、耳の下が腫れて押すと痛い、飲み込めない。それとね、発熱して、のどの腫れがひどい、のどの痛みが凄いのが傷寒の特徴なんですよ。だからそののどカゼというやつですね、鼻カゼっていうんじゃない。のどカゼは流感にしかない。他人(ひと)にもうつるんです。

　それから咳喘、咳嗽っていうんですね、咳がひどい。ついでに言っちゃうと、まず、カゼ引いていたら、食欲があるかどうか聞かなきゃいけない。で、食欲がまだあれば、病気は浅いんです。だから、もうたいしたことないって思ったほうがいい。だけど全く食べる気しない、まずい、食べてもおいしくない、というのはよくないです。この食欲不振、おいしくないというのは、もう熱のせいなんですよね。表に出ていようが出ていまいが、熱があるから、食欲も落ちてるし、おいしくない、口の中が苦いとかね。口の中が乾いているということが起こる。で、実際に熱が出ちゃえば、傷寒実熱になるんです

ね。これは実で速い。外傷ですから、気口も人迎も強いですね。ただ風熱は浮いてるけど傷寒は沈んでる。熱が出てくる。単なる熱じゃなく、高い熱が続くんです。

　で、取穴は、陰経も陽経も井合。これ肺経の井合、だからこれ尺沢、少商ですよね。肺虚だったら、尺沢、少商。それから小腸経の小海、少沢。それから竅陰、陽陵泉。そして肺虚だったら、郄門を寫す。これ心包経ですね。

　今、この肺虚の傷寒だということは、火に傷寒の邪があるということ。今、この傷寒の邪が災いしてこういう症状が起きている。で、のどの症状というのはほとんど小腸経の症状なんです。だから昔から有名なのは小腸経の少沢、少沢から瀉血する、のど痛い時ね、あるいはのど腫れた時、瀉血する方法がたくさん載っている。だからのどの痛みは小腸経の痛みだ、小腸経の病気なんだって思ってかまわない。で、この肺虚で、陰経に、この心包経の所に、傷寒があるわけ。で、この傷寒が肺に影響を及ぼして病気にさせているわけ。つまり傷寒は相剋に伝変する。心包から肺に行ったら今度、肝に行くわけ。肝に行ったら、何になるかと言ったら、さっき言った労倦になっちゃう。労倦になれば肺炎、気管支炎です。こういう伝変の仕方をするんです。

　で、どの場合もそうですけど、早ければ早いほどいいんですね、治療がね。これを最初の段階というのかな、傷寒の段階、まだ脉が速くない段階で、治療したほうが早い。この段階を過ぎると熱を持つ。熱持つと、これ治療室に来られるかどうかわからない。高い熱が続くんです。恐らく寝たきりになっちゃう。往診頼むとか、ま、入院するとか、そういうことになっちゃうんですね。それでも女の人は治療室に来る人がいますからね。女の人は休めない。

　で、傷寒実熱の取穴は何かって言ったら、合滎ですね。もしも肺虚だったら、尺沢、魚際。それから小腸経は小海、それと前谷。それから陽陵泉と俠谿、これ胆の合滎ですね。これ全部補って、心包経の郄門と労宮を寫すね。これは陰経に停滞している寒邪と熱を、傷寒の熱を寫すわけ。で、傷寒実熱を治めようと。

　七番目が、気虚ですね、気虚。これは、肩が凝る、横になりたい。で、目がしょぼしょぼする。目がしょぼしょぼするのは目を開いているのがいやなの。目、つぶりたいの。目をつぶっていたい。それを無理して開けるから、しょぼしょぼする。つまりあの風熱が陽実なのに対して、これは陽虚だ。極めて端的に、世の中で苦労している人の脉。受身、受身の疲労なんですね、これってね。働かされてる、やらされてるって、そういう人なんですね、この気虚寒湿って。だからこの人こそ本当に睡眠と休養をちゃんと取れば、カゼ症状

も治っちゃうんですね。

　それでたとえば、もう一つ、この気虚寒湿で重要なのは、気虚寒湿なんだけれども風熱の症状を持つこともある、虚労寒湿の症状を持つこともある。この気虚寒湿に限ってね、風熱の症状があったら風熱でやっちゃう。傷寒の症状があったら傷寒でやっちゃう。虚労寒湿の症状があったら虚労寒湿でやっていい。

　で、もう一つおもしろいことは、他の、風熱とか、労倦とか、虚労寒湿とかというのは手足の寒熱が決まっているんです、ワンパターン。労倦だったら手先足先が冷たい、虚労寒湿だったら、上が逆上せて下が冷える。だから上だけ汗、上だけ脱ぎたがるのが虚労寒湿。気虚寒湿にはそういうワンパターンがないんです。手足が熱い人もいれば、足が冷えている人もいれば、手先足先が冷たい人もいれば、っていう特徴、パターンがないんですね、寒熱に関しては。だから、他の症状を表したら、他の症状の選穴でやる。で、一番多いのは、カゼ症状があればね、風熱でやっちゃうことなんですけど。そういうおもしろさがある、気虚寒湿には。

(1996年6月)

> **コラム⑧　実脈の外傷・内傷パターン**
>
> 　脈に、強くて速い脈と、強くて遅い脈があるんですよね。実数と実遅。外傷性のものと内傷性のもので、実数の外傷性のものは、気口人迎ともに実です。実遅で外傷性のものは、人迎のみ実。実数で内傷のものは気口のみ実。実遅で内傷性のものはともに実。
>
> 　これさえ覚えれば実数実遅はわかるんですよ。それが風寒なのか風熱なのか、脈を数えなくてもね。ところが風熱というのは、気口人迎とも実だから、あっ、これは風熱だとわかる。人迎だけ強ければ、あっ、これは風寒だってことがわかるんです。実遅と実数はそういうとこで区別をするんです。なにも全部、覚える必要ないんです。実数実遅の場合はこれだけ覚えます。

基本の施術

（1）病証名：表寒（虚労表寒もしくは気虚表寒）
　例）K＜J④
　　　手足の寒熱：手足ともに温かい
　　　手足の要穴：肺経　　　経渠（経）、尺沢（合）
　　　　　　　　　大腸経　　陽谿（経）、曲池（合）
　　　兪穴・募穴：京門、腎兪

（2）病証名：風熱（瘀熱風熱、温熱風熱）
　例）K≪J（数）④
　　　手足の寒熱：手足ともに熱い
　　　手足の要穴：肺経　　　少商（井）、魚際（栄）
　　　　　　　　　膀胱経　　金門（郄）……寫法
　　　兪穴・募穴：期門、巨闕……寫法

（3）病証名：風寒（虚冷風寒、気鬱風寒）
　例）K≪J ④
　　　手足の寒熱：手は温かい、足は冷たい
　　　手足の要穴：肺経　　　少商（井）、尺沢（合）
　　　　　　　　　胆経　　　竅陰（井）、外丘（郄）……寫法
　　　兪穴・募穴：期門、京門……寫法
　　　　　　　　　腎兪

（4）病証名：虚労寒湿
　例）K＜J̄ ④
　　　手足の寒熱：手は温かい、足は冷たい
　　　手足の要穴：肺経　　　経渠（経）、尺沢（合）
　　　　　　　　　小腸経　　後谿（兪）、陽谷（経）
　　　　　　　　　胆経　　　足臨泣（兪）、陽輔（経）
　　　兪穴・募穴：中脘、中極、腎兪

（5）病証名：傷寒（虚冷傷寒、気鬱傷寒）

例）K≪J̄ ④（心包実証）
　　手足の寒熱：手は不定、足は冷たい
　　手足の要穴：肺経　　少商（井）、尺沢（合）
　　　　　　　　小腸経　少沢（井）、小海（合）
　　　　　　　　胆経　　足竅陰（井）、陽陵泉（合）
　　　　　　　　心包経　郄門（郄）……寫法
　　兪穴・募穴：京門……寫法
　　　　　　　　腎兪

（6）病証名：傷寒実熱（瘀熱傷寒実熱、温熱傷寒実熱）
例）K≪J̄（数）④（心包実証）
　　手足の寒熱：手足ともに熱い
　　手足の要穴：心包経　郄門（郄）、労宮（滎）……寫法
　　　　　　　　肺経　　魚際（滎）、尺沢（合）
　　　　　　　　小腸経　前谷（滎）、小海（合）
　　　　　　　　胆経　　俠谿（滎）、陽陵泉（合）
　　兪穴・募穴：巨闕、京門……寫法
　　　　　　　　心兪、腎兪

（7）病証名：気虚寒湿
　　症状により証を決める。
　　　　　手足ともに温かい………………………（1）の表寒で治療する
　　　　　手が熱く陽の部（胸から上）に症状がある…（2）の風熱で治療する
　　　　　喉に痛みがある…………………………（5）の傷寒で治療する
　　　　　手が熱く小水が出にくい…………………（6）の傷寒実熱で治療する

【対症療法】
- 風池、風門、風府の寫法
- 喉痺：のどの散鍼、知熱灸
- 咳嗽：天突、華蓋、璇璣の知熱灸
- 鼻水：手三里、大椎の点灸

2　おたふく風邪（耳下腺炎）

　幼稚園の4歳の男の子。その子が64歳のおばあさんと一緒に治療に来た。そんなに腫れていない。触ると痛い。これが5回くらいで治っちゃった。

　その子が治ってから10日後に64歳のおばあちゃんがおたふく風邪になっちゃった。おたふく風邪はやったはずとか言って。左から腫れ始めて、右も腫れて完全におたふくになっちゃった。まあ、すごい時間かかった。3週間ぐらいかかった。初め左だけだったけど、左だけで治まるかなと思っていたら、左が少し良くなってきたら、右に出てきた。右は左と同じようにならなくて、右のほうが先に治った。

　子どもも最初、風熱でやって、それから表寒でやって、ということで治った。おばあちゃんのほうも、脈は風熱ではないんですよ。だけど手足が熱くなっちゃった。赤いですからね、こういう所（耳下腺あたり）ね。上部の熱は風熱が一番多い。肺虚の風熱。肺虚の風熱ですると虚労になる。そのことを繰り返して、2週間くらいで治るかと思ったら駄目で3週間かかった。風熱でやって治まって、いいなと思ったら、また風熱になって、繰り返す。それでやっと3週間くらいで治りましたけどね。大人のおたふく風邪っていやですね。

　久し振りでおたふく風邪、おもしろかったですね。虚労、風熱、虚労、風熱と繰り返すんだなぁとわかった。やっぱり熱病なんです、おたふく風邪というのは。カゼなんですよ。熱病で風熱になったり虚損になったりしていくんだ。熱は虚損を起こすということ。その虚損が回復するかしないかというのは次の病気とか、次の転帰になるわけです。

　病気は2つタイプがあって、最初にカゼ引いて、どんどん進行していって、一番最後に進行したやつが逆に戻って治るタイプと、最初に病気になってどんどん重くなって最初の症状が取れていって、最後の症状が取れるというタイプの2種類がある。だから邪の種類によって違う。左側を最初やって、最後に治るのも左側だった。途中右が出たんだけど、右側が先に治っちゃった。後から出たのが先に治っちゃった。両方とも進んでいって、こっちから治っていった傷寒は陰の邪だから、のどとか足とか腰とか下からくるんですね。その違いがあって、陽邪は表面の水冷式で治すべきで、汗ね。傷寒は内側の水冷式で治すべきで、つまりお小水で治す。湿邪もそうなんです。傷寒や湿邪は、お小水が出る。たくさん出ることが治り始めなんです。

（1996年4月）

基本の施術

病証名：風熱（温熱風熱、瘀熱風熱）

　　例）K≪J（数）④

　　　　手足の寒熱：手足ともに熱い

　　　　手足の要穴：肺経　　少商（井）、魚際（滎）

　　　　　　　　　　膀胱経　金門（郄）……寫法

　　　　兪穴・募穴：期門、巨厥……寫法

【対症療法】
- 腫れている周り（すそ野）に散鍼、知熱灸（図参照）

【ポイント】
- 大人も子どもも最初は風熱で施術する
- 風熱 → 虚労 → 風熱 → 虚労を繰り返す

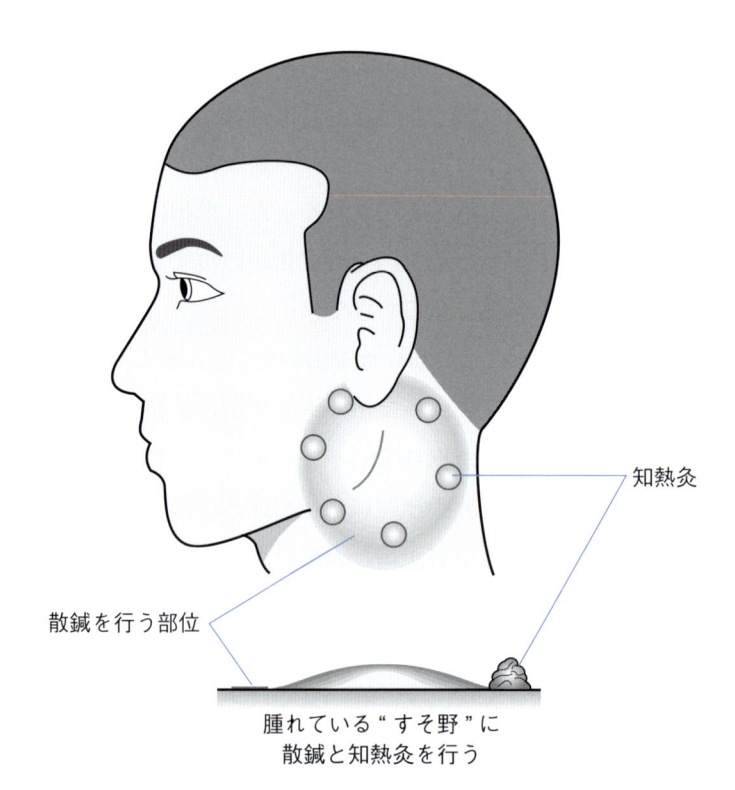

散鍼を行う部位　　知熱灸

腫れている"すそ野"に散鍼と知熱灸を行う

3　半身麻痺

　半身不随ですね、片麻痺とも言います。で、右手足の麻痺、左手足の麻痺ってあります。どういうわけか、左半身麻痺の人のほうがぶきっちょなんです。運動療法させるにしても、リハビリさせるにしても、左半身の人のほうが不器用で、なかなか思う通りに運動できない。ところが右半身は口はあんまり達者じゃないけれど、右半身麻痺のほうが器用なんですね。専門家もそう言うんです。

　で、最近、僕のところに左半身麻痺が一人と右半身麻痺が一人と、二人来てるんですね。もちろん、今までさんざんいろいろなことやってたわけです。で、この右半身麻痺の人が、肺虚なんですね。気虚寒湿の肺虚。それから、左半身のほうは肝虚なんですね。それで、脈に従ってやるんです。

　で、右半身が麻痺の人。僕断ったんですよね、最初。やっても無駄だって。そしたらね、そのお母さんが「どこかの医者にかかっていることがこの子の希望なんだ。誰も治療する人がいなくなった時にこの子は絶望する。それ見ていられないから、先生やってくれ」って。だから始めたんです。

　それで両方ともですね、どんなに沈んでいようが浮いていようが、ですよ、肝虚だったら肝の風熱で、肺虚だったら肺の風熱でやる、必ず。何時でも最初はね。なぜかって言うと、風熱起こして倒れたんですよね。で、どこか、気が血の病気になった段階、血の病気になって生還した時が肝虚で、気の病気のままの半身麻痺になっちゃったのが、肺虚なんです。で、このどちらもですよ、どちらの人の運命も、もう1回、あるいは2回、3回目の発作で駄目になるんです。必ず再発するんです。だから、一番の目的は再発を防ぐことなんです。

　で、この沈んでいるっていうことはどういうことかって言うと、結構体格いいんですよ。要するに、よく食べるんです。この血虚湿というのは肥満ですから、食べてますから。食べてることが原因なんですよ。だから、極力食べない。「食べたらまた再発するよ」って言っておかないと駄目です。ところがこの両方のタイプとも食べ物好きなんです。食べるのが。要するにグルメなんですね。それを厳しく言わないと。

　で、この右半身麻痺の人は、1年中こうなっているわけですよ（麻痺の格好をしてみせる）。ずっと、何年も。そしたらね、この魚際の所にカビが生えちゃった。つまり、これ、風通しが悪いわけですよ。

基本的にはですね、まずいつもやることは風熱で治療するってことと、それから百会に点灸するってこと。で、これは5～7壮ですね。治療に来るたびに。で、もう70過ぎたら、この百会に必ずお灸すべきですね。一つはこういう病気を防ぐこともありますけど、ボケ防止です。

　僕も何人か見たことあるんですけど、百会にお灸して右半身左半身麻痺がね、少しずつ少しずつ改善されたって例を見たんです。親父の患者ですけど。もちろん、回復しないほうが多いんですよ。だけど、回復した人もいるんです。要するに、高血圧あるいは脳出血脳梗塞の予防になってますね。だから必ずやるといい。

　右半身の人は、すべての感情が悲しみになっちゃうんです。で、本人はおもしろいんですよ、おもしろいこと経験してるんですよ、ところが泣いちゃうんですよ。左半身の人は反対に怒っているんですね。悲しいことでも怒るんです。泣き上戸と怒り上戸って、泣き中風と怒り中風って言ってね、昔は区別したもんなんです。怒るのは肝なんです。悲しむのは肺。

　今、こうなってカビ生えちゃった人ね、自分で手を少し曲げられる。曲げるの大変ですけど、全部曲がる。開くのは完全に体幹から離れたんです。カビが取れたんですね。風通しよくなった。自分で左手添えるんですけど。口のほうが回復してきた。

　で、どんな対症療法かって言うと、寫法なんですよ。まず、腕の機能回復のために曲池。僕のやってるのは、古書を見ると、手が収まらず。これがね、できないことを「収まらない」って言うんです、古書で。収納の「収」ですね。収まらない。この、収まらないって、古書ではたくさんツボが載ってますから、どのツボ選んでよいかは、一つの問題なんですね。

　で、とにかく、こういうふうに僕は考えたんですね、このようになったままっていうのは、手の陰経も陽経も全部やられてんだ、陰経も陽経も全部麻痺しているんだ。つまり、気が通っていないんですね。そうすると、その時に何がいいんだろうなって、それは過去の経験もあるし、また新しくもあるんですけど、曲池でしょ、内関、陽谷、外関、合谷、これはもう、曲池を除けば原穴か、兪穴か、あるいは絡穴か、ですよね。とにかく、陰経にある全部の経に関係あるツボで。

　問題はですね、その腕の内側も外側もそうですけど、冷たいか熱があるか、つまり血が通っているか通っていないかっていうのが問題なんです。ほとんどの場合、冷たい。だから、冷痺って言うのかなあと思いましたけどね。で、この寫法ですけど、これは冷痺をとる。それで、速く刺して……ゆっくり抜

く、速く刺してゆっくり抜くで、そうすることで、その邪気が抜けて、その経が開通するわけですね。

(2001年11月)

● 基本の施術

病証名：気虚寒湿、血虚湿症
　　例）$\overline{K} < \overline{J}$　④
　　　手足の寒熱：不定
　　　手足の要穴：肺経　　少商（井）、魚際（滎）
　　　　　　　　　膀胱経　金門（郄）……寫法
　　兪穴・募穴：期門、巨闕……寫法

【対症療法】
- 百会に点灸5〜7壮
- 患側の上肢　　曲池、外関、合谷、陽谷、内関、列欠等　適宜選択……寫法
- 患側の下肢　　風市、合陽、陽陵泉、委中、解谿等　適宜選択……寫法
- 両側の足三里に補法

【ポイント】
- いずれの脈でも風熱で治療する
- 麻痺している患部でも寫法を施す
- 食べ過ぎたら再発することをよく言っておく

4　痺病（リウマチ）

　次ね、リウマチ。リウマチの患者も現代医学では治療法ないので鍼灸やってもらいたいって言う人多いんですね。鍼灸でも難しくてなかなか治せない人多いです。僕はここ1、2年得意になっちゃって。補法と寫法の鍼技を変えた。ある古書を読んでいてヒントを得て変えたんだけど。

　リウマチってのは中国医学的にどう考えるかというと、これは『素問』の痺論に書いてある。風と寒と湿の三邪が合わさって起こると書いてある。風が主に入ってきたものを風痺という。他にも五蔵の痺もあるんですけど、湿痺っていうのは腫脹がひどい。もちろん関節とか筋肉が炎症起こしているんですけど、運動障害。一番良くないのは進行していく。どんどん。最後は心臓の疾患で亡くなっていくんです。僕はリウマチの患者さんに酷いことを言っちゃうんですが、本当のことなんですね。癌になってもいいけど、リウマチにはなりたくない。癌は死ねるけどリウマチは死ねないから。本当にそれぐらいかわいそう。

　腫脹が中心。腫れる、で、発赤する。つまり湿痺は湿邪が入って、湿邪が入るってことは浮腫むってこと。そしてそれを取り除こうとする身体の働きが熱を持たせる。だから発赤する。これだけってことはないんです。これだけだったら痛風みたいなものです。湿熱です。だけど風邪も寒邪もあるわけ。で、寒痺っていうのは痛みが中心。もちろん同じように腫れもあるし、発赤もある。だけど痛みがひどい。それを寒痺。風痺というのはひきつりです。筋が突っ張っちゃうことが中心。で、風痺が起こる。この3つのリウマチのうち、風痺は比較的簡単。初期の段階で来た場合はすぐ治るんです。ほとんどのリウマチの患者さんが示すのは寒湿です。風寒湿の邪のうち寒と湿の邪は慢性的に残る。それがリウマチの正体なの。

　最初はうちの父も得意じゃないし、リウマチの得意な人なんて聞いたことない。岡部先生もそうだし柳谷先生もそうだし。もちろん僕も苦手にしてたんですけど『素問』の痺論の中に、12巻43ですね。「黄帝問曰痺之安生岐伯對曰風寒湿三気雑至合而為痺也其風気勝者為行痺寒気勝者為痛痺湿気勝者為著痺也」これですね。その後に「帝曰内舎五蔵六府何気使然岐伯曰五蔵皆有合病久而不去者内舎於其合也」、その後に五蔵の痺があるんですね。一種の感染症でしょうね。これが効いたんですね。「帝曰以鍼治之奈何岐伯曰五蔵有兪六府有合」これがいいんです。「循脉之分各有所発各随其過則病瘳也」

これは痺を治すツボだって言っているんです。これはなにかというと、上海中医学院の凌燿星先生の解釈によると、五蔵六腑に兪もあり合もあるんだと。五蔵六腑兪あり合ありなんだと。しかも病瘳ゆるって書いてあるでしょ。リウマチは合穴と兪穴を使えばいいんだと。ある時凌さんにその話を聞いてこれがヒントだと。

本治法の時に、たとえば気虚寒湿の肺虚だったら兪経兪経でしょ。そうじゃなくて合兪合兪です。肺経の合兪、脾経の合兪、胆経の合兪。虚労寒湿の腎虚だったら腎経の合兪、肺経の合兪、小腸経の合兪をある時から使い始めたの、本治法で。もちろん対処療法で知熱灸とか散鍼とかやりますよ。それでもある程度の成績を修めたんです。随分治しました。この合兪使って。表寒だったら経合でしょ。そうじゃなく合兪を使って痺を治す。表寒も風燥も、病証には関係なく合兪を使う。速くても遅くても使う。ちょっとした応用はあるんですけどね。基本的には合穴兪穴でやる。

だから本当にわけのわからない文章のほうが多いんですけど、古典て重要ですよね。寒湿の場合、ほとんど肺か脾か腎の虚労寒湿か気虚寒湿ですよ、リウマチは。それぞれの脉に合わせて、選経に合わせて合兪を使えばいい。これが一つのステップだったんですね、僕の場合。

次は『霊枢』のどこか忘れたけど、膝が屈して伸びない。伸びて屈しない。それには火鍼、燔鍼をやりなさいって。この火鍼、燔鍼ってのは、灸頭鍼でやればいい。膝の陽関、膝関をやるというふうになったことで、この筋のひきつりと痛みを治せるようになった。これが第2のステップ。

それから、今日このことを言いたいために来たんですけど、京門と章門。京門は寒に対して、章門は湿に対して。この京門に対しては寫法ですね。これはパッと入れてゆっくり抜く。それはどれくらいやるかと言うと、患者が、響く、もやもやする、暖かくなる、くすぐったい、なんでもいいから何か反応した時に抜くんです。章門は補法です。これはゆっくり刺していって、3〜4cm入れてもかまわない。ゆっくり刺していって速く上げる。その時引っこ抜いちゃダメ。皮膚の中に埋まってないと。またゆっくり刺してそれを患者が感じるまでやる。最近気づいたんですけど、なかなか響かない人がいるんですね。こっちも嫌になっちゃうくらい。患者さんは初めてですからそういう言葉を知らない。感覚を知らない。感じたとしても言わない。

最近は完全かどうかわからないけど、呼吸を入れたんです。補法のほうは患者が吐いた時だけ少しずつ鍼を進める。途中で止まるわけですよ。患者が吐いている時だけですから。ある所まで行くでしょ。3〜4cm入った。今

度は患者が吸った時にパッと引き上げる。寫法は反対ね。吸った時にパッと入れていく。吐いた時に少しずつ引き上げていく。それをやっていくと反応が5割くらい高くなる、患者の反応が。一番反応するのは響いたってやつ。次がもやもやした、次が温かくなった。あるいは冷たくなった。それで初めはこれだけ。これですごく成績が上がった。

　リウマチの患者さんて発病してから10年、20年ザラですよね。ともかく発病して20年くらい経っても好転する。どう好転するかというと、手が、その人55歳ぐらいかな、きれいな手をしているんですが、関節が痛い、変形してる。僕は池袋の治療室まで駅のホームから7分ぐらいで来れるんですね。その人20分かかる。ある時から始めたんです。章門と京門。そしたらきれいな手がしわしわになっちゃった。それはふっくらしていたんじゃない。腫れてたの。変形もだいぶよくなった。だから20分かかっていたのが15分、10分になった。ずいぶん早く来れるようになった。支度も早くなるしね。脱ぐのも着るのも早くなる。変形して伸びなかったのも伸びるようになった。今までうつ伏せになるとね、足がピンっと上がってるんですよ。伸びないからしょうがないから座布団とか下にね。今は全然。

　今度これやってわかったんだけど、治る所はピンク色になるんだね。炎症がちゃんと外に出てわかるようになる。悪いのは硬くて冷たくて青白いの。それは良くない。良くなるにつれピンク色になるんです、患部が。そうすると動きがずいぶん楽になる。腰も伸びる。

（1998年12月）

基本の施術

病証名：寒湿（虚労寒湿、気虚寒湿）
　　例）K＜J̄　③
　　　手足の寒熱：手は温かい、足は冷たい
　　　手足の要穴：脾経　　　太白（兪）、陰陵泉（合）
　　　　　　　　　胆経　　　足臨泣（兪）、陽陵泉（合）
　　　　　　　　　膀胱経　　束骨（兪）、委中（合）
　　　兪穴・募穴：期門、京門……寫法
　　　　　　　　　章門

【対症療法】
- 患部の散鍼、知熱灸
- 筋の引きつりや痛みに灸頭鍼（ただし腫れて熱がある場合はやらない）

【予後】
- 労倦湿症肝虚で安定して治っていく

5　アトピー性皮膚炎

　鍼灸が効くかと言ったらだんぜん効きます。鍼灸をやるのに前提がある。まずね、ほとんど、鍼灸にかかるアトピー性皮膚炎の患者の 100% がステロイド依存症ですから。ステロイドなしには動くことも食べることも寝ることもできない状態です。だからステロイド依存症＋アトピー性皮膚炎を持っている。で、これを止めさせないと治らない。ところが止めるに対しては地獄の苦しみを味合わなければならない。とてもじゃないけど、社会的なある程度地位があってお勤めをしていて、あるいは学生で日常の勤務、学務、そういうものを持っている人は治りません、止められないから。一生アトピーとステロイドと付き合って生きていくしかない。だけどアトピー性皮膚炎のステロイド依存症をいずれ脱却していかないとやがてどんな病気になるかと言うと必ず悪性腫瘍です。ステロイドの後遺症は怖いです。まず眼をやられるしね。

　難病に関して難病はこれが原因でこうなるんですよ、という説は 10 人の学者がいたら 10 個の学説がある。なんらそれが決定的なものがひとつもない。おぼろげながら抗原抗体反応だとか、膠原病ですねとか、免疫疾患だとか言われているだけで、それをどうするかという手立ては一切ない。だから何でもステロイドです。突発性難聴もステロイドね。だから難病に関しては全部ステロイド使うんです。

　本当の自然というのは富士山のてっぺん、あるいは南アルプス、北アルプスのてっぺん、昔の、地図のない知床、そこは自然だったんですよ。だけど今は僕らは自然の中で生きていません。要するに反自然の中に生きている、つまり自然から遮断されて生きている。そうすると本来持っていた自然の中での自分を治していける、自分を守っていける、自分の生理的な働きを守る、そういう働きが萎縮してくるんです。だから環境の問題なんです。

　なぜそんなになってきちゃったのかというと、もはや自然がない、だから自然の中で（自分を）守れた働きを失ってしまった。喪失している、ある機能を。その機能はどこから得られたのかというと、お母さんの体内で学んで植えつけられて外に出てくるものなんです。ところがお母さん自身、もうすでに萎縮している、その機能が。すると子どももその機能がない。外に出てきた時何かの刺激で、アトピーがばぁっと出てきてしまう。

　これから言うことは眉唾で聞かなきゃいけないかもしれない。だけど実際

に治っているということからするとそれは本当の話かもしれない。そこで、環境に対して自分を守っていく働きを、失ってしまった働きを、新たにそういうものを鍼灸という手段によって植えつけていくことを考えなければいけない。

　治療をしていくと何が効くかというと募穴が効くんです。それは期門、巨闕、章門、京門、まぁ巨闕ははずしてもいいですけどね。進行性のものだけ巨闕使っていいですけど、期門、章門、京門。本来、外の環境に対して身体が反応して順応できるようにしていく働きというのは、身体の中に風に対する抵抗、寒に対する抵抗、湿に対する抵抗、熱に対する抵抗というものを覚えさせていく。身体の、環境から自分を守る働きの中には欠けているものがある。そういうふうに考える。

　そうすると、この萎縮を回復させるために、全部募穴の、これ普段は寫法ですよ、補法で、期門と章門と京門、プラス腎兪の補法。両親からもらった元気というのは、精気という形で腎に宿っている、その元気を生まれた後で初めて補わなければならない、だから腎兪と募穴を補うことで基本的な治療方法となる。そのことを繰り返すんですね。

　アトピーで一番あるのが虚労寒湿なんですよ、腎虚が一番多くて次が肺虚、脾虚。つまり若い人が虚労寒湿の腎虚であることは何かというと、若いのに老人なんです。それを表しているんです虚労寒湿の腎虚というのは。

　古典の中にこそヒントがあるんですよ。諸痛痒瘡皆属於心に属すね。諸風掉眩皆属於肝。で、こんなのはね、結構、「至眞要大論」なんてね、まぁ他にもたくさんあるんですけどね、アトピー性皮膚炎なんかの病気を治すこと考えると、こういうことが役に立つんです。つまり、痒いのが心に属するんだということが一つある。それから、疥瘡だっけね。これがね、心血の旺気だった。それでこのように『簡明中医辞典』には書いてあるんですけど、疥瘡という病気は、指の股、わきの下、それから内側、前陰、後陰。その部に、皮膚病、その部の皮膚病、なんだって。これは、時代を超えた皮膚病ですよ、まさにね。

　これがね、調べていくと、結論から言うと、風熱という病態は陽の部の疥瘡であると、風湿は陰の部の瘡疥なんだ、と書いてある。だから陰の部にもあるし陽の部にもあるのは風熱湿である。その時に陽から陰にいって治る病気と陰から陽にいって治る病気がある。

　たとえば、同じ状況で、紅皮症というのがある。紅皮症は陽から陰に治っていく病気なんです。しかしアトピー性皮膚炎という、この疥瘡というのは

陰から陽にいって治る病気。つまり、一番陰中の陰ってどこかと言ったら、前陰と後陰ですよ。そこがまず治って、それから下腹部が治って、お腹が治って、わきの下が治って、指の間が治って、そして最後残るのはどこだと思う？陽中の陽。顔面。女の人が、アトピー性皮膚炎になると悲惨なんですよね。つまり最後に残るのが顔だから。顔の痒さってなにかっていうと、想像もつかないんだけどね、たぶん人間は痛みには耐えられる。だけど、痒みには耐えられない。痒みは我慢するわけにはいかない。我慢したら気が狂います。

　それで、陰に起こるんですよ、たとえば、肘の内側に起こるわけ。で、この内側も治り方がある。それはやっぱり陰から陽に治る。じゃ、ここの部分の陰はどこだ、この部分、陽ってどこだ、って。真ん中の部分が陰で外側が陽なんです。だから、内側から治っていくわけです、中の方から。

　だから、風、湿、熱、寒、燥という外邪があるとする。これは陽です。陽邪ですね。それに対して陰のほうの、陰の外邪というのもおかしいですけど、陰性の外邪は、内風、内湿、内熱、内寒、内燥、これは陰のほうなんです。

　この疥瘡というアトピー性皮膚炎と全く同じような病気を、これ陽と診ない、陽邪と診ない。内と診る。そうすると、この風熱でやっていく、風湿でやっていく、これは全部補法でやる。陰だから。そうやって、つまり期門も寫さない。期門も補法、巨闕も補法、章門も補法、全部補法でやって、もちろん手足の要穴も井、榮、兪ですよ。

　それでおかしなことにね、うちに来たアトピー性皮膚炎の人、何人か来ましたけど、それ全部、これなんですよ。虚労寒湿なんですよ、腎虚ですよ。それはどういうことを意味するかというと、腎虚になっちゃうんですよ。これ心血が旺気しているんです。心が盛んなんですよ、それで完全に腎を抑えつけている。そのために腎虚になっている。

　だから子どものアトピーは、子どものうちに治さなければならない。僕の考えですよ、子どもはどうしたらいいかと言ったら、鍉鍼で巨闕とか期門とか章門、やったらいいと思う。あとは皮膚鍼でいいんだ。

　陰から陽に治っていくと僕は言いましたよね。それはね、夜が眠れるようになるんですよ。昼間は痒い、でも夜はだんだん眠れるようになるんですよ。そのことも、陰から陽へですよね。陰の時間は大丈夫なんですよ。だけど、昼間はだめなんですよ、1時間おきに痒くなる、発作が起きる。

　去年まではアトピーなんてとんでもなかったんだけど、やっぱり、古典に書いてあることを調べてみれば、一瞬でも治療法が見えてきますよ。

　リウマチなんかも、こういう考えでいけそうですよ。その陽から陰へ。他

の膠原病でもそう。そういうことをだんだん考えていけば、治療の幅はものすごい広がるんですよ。そう思いますけどね。

(2001年12月)(2005年2月)

基本の施術

病証名：虚労寒湿
　　例）K<J̄　⑤
　　　　手足の寒熱：手は温かい、足は冷たい
　　　　手足の要穴：腎経　　湧泉（井）、太谿（兪）、陰谷（合）
　　　　　　　　　　三焦経　関衝（井）、中渚（兪）、天井（合）
　　　　　　　　　　胃経　　厲兌（井）、陥谷（兪）、足三里（合）
　　　　兪穴・募穴：期門、章門、京門、腎兪

【対症療法】
- 痒みに対しては患部をもぐさの煙であぶる（効果は個人差がある）
- 局部的には知熱灸

【ポイント】
- 発赤、皮膚の熱感がある時は井・榮・兪、期門・巨闕・章門・腎兪
- 甘いもの、冷たいものを控えさせる

6　シェーグレン症候群

　シェーグレン症候群の患者さんが二人いて、どういう治療をやるかなと、なにしろシェーグレン症候群ですよ、二人とも。なんかこう目がしょぼしょぼしょぼしょぼする、それから唾液が出ない、食べる時に飲み物と一緒に食べないとのどに入らない。そういう状態になるんですね。まったく水分が、目も、鼻も、喉も、なくなっちゃう。二人ともですね。シェーグレンだって診断がついた時に、医者が何て言ったかというと、「目が干しぶどうのようになって死んでいくんです」と言ったんだって。

　僕もねシェーグレン症候群の人、それまでやったことないんですがともかく始めた。これ、難病の一つ、しかも膠原病の一つ。

　で、膠原病ってやつはリウマチもそうなんですけど、全部、風・寒・湿の邪が入ったものなんです。どっかで傷寒にやられてる、流感にやられてる。で、これは教科書に書いてあることですよ。間質性肺炎を起こした身体が膠原病を起こす、起こしてるんだって説がある。だけど間質性肺炎の前に病気になるってことですから。だから、完全に、この肺炎、あるいは流感を治してない状態でずーっと来てます。

　ですからリウマチもそうですけど、シェーグレンもそうなんですけど、風・寒・湿の邪なんですね。で、風・寒・湿だから、期門と、京門と、章門をやる。それぞれ風・寒は寫です。期門と京門ですね。さっと、速く刺して、ゆっくり抜くんです。患者さんが、響いたり、なんか感じたら、むずむずするとか、あったかくなるとか、そういうふうに感じた所でやめるんです。それまで繰り返していく。

　期門とか章門とか、仰向けになってやるでしょ、その時はうわーっと出るんですよ、唾液が。だけどね、1週間にいっぺんくらい治療するんですが、3日くらいしかもたない。また1週間経って同じように。で、今はずい分長くなった。1週間経っても大丈夫なようになった。もう、水も必要ないし。吸い飲みをいつも置いといたんですってね、枕元に。

　その人、こればっかじゃないんですよ。その次にね、去年の暮れかな、苺舌、これもやっぱ水分障害なんですよ。それでね、なにを考えたかっていうと、プラス巨闕。期門、京門、章門、巨闕。巨闕やると、出るだけ、ばーっと出る。乾きは治る。で、もう、点眼薬はいらないし、もう涙、出てくるわけ。

（2002年3月）

● 基本の施術

病証名：虚燥痰燥

　　例）K＜J̄　（数）④

　　　手足の寒熱：不詳

　　　手足の要穴：肺経　　少商（井）、太淵（兪）、尺沢（合）

　　　　　　　　　大腸経　商陽（井）、三間（兪）、曲池（合）

　　　兪穴・募穴：章門

　　　　　　　　　期門、京門……寫法

　　　　　　　　　脾兪、肝兪、腎兪

7　労瘵（肺結核）

　古典では、労瘵。消耗していく病気、虚損していく病気。それはね、こういう順序でいくんですね。ま、虚損、虚損なんです。労瘵。それから労極。虚労、労瘵、労極は確かなの。これは、労倦虚風の肝虚。労倦虚風。両方とも浮いてる。

　で、どういう風に持ってったらいいかというと、食べられるようにする。結局食欲がないんですよ。だんだん消耗していって、食べられなくなって、どんどん痩せてって、消耗して死んでいく。微熱が続いて死んじゃう。で、これを食べられるようにするのは、労倦虚風で治療をやるんですが、プラス、ここで使うんですよね、三里の点灸を。

（2002 年 3 月）

● 基本の施術

病証名：労倦虚風
　　例）K＞J　①
　　　手足の寒熱：手足ともに温かい
　　　手足の要穴：肝経　　　中封（経）、曲泉（合）
　　　　　　　　　大腸経　　陽谿（経）、曲池（合）
　　　　　　　　　胃経　　　解谿（経）、足三里（合）
　　　兪穴・募穴：日月、厥陰兪

【対症療法】
- 足の三里に点灸 5 〜 7 壮

8 精神神経疾患

(1) 鬱病

　気虚の鬱病は治る。だいたい肺か腎か脾なんです。で、特に多いのは肺の気虚が多いです。気口が沈んでいるっていうことはどういうことを表すかというと、人間の見る、話す、聞く、考える、それから昼間活動する。そういう陽の働きがない。鬱病はかったるくて、強迫観念がある、陽の働きがまったくない状態。

　で、これは皆さんそうなんだけど、治せるようになるんですが、条件があって、薬を一切使わない。で、ともかくひたすら休む。そういうことをやると、鬱病は治るんですね。鍼灸で立派に治せるんです。ところが、薬使っちゃうと、薬が過労になっちゃうんです。眠らせることも、しゃべらせることも、やっちゃいけないことを薬が代わりにやっちゃうんです。だから治らないんですね。

（2003年5月）

　鬱病は陽虚なんです、ほとんど。気虚寒湿の"逆"ですね。この気虚という、当然陽虚。気口が沈んでる、で、濇の状態、これが鬱病の状態。陽が虚してる。陽が虚してるというのは、昼間動けないってこと。だから男の鬱病はまだいいです。ただまだいいと言っても会社勤めしながら鬱病になっていくのは、だんだん会社に行けなくなる。それで休まなきゃなんないですね。主婦が鬱病になると悲惨です。何しろ子育て、家事、そういうのをしなきゃいけませんので。どなたかが代わりに主婦業をやってくれれば助かりますけど。

　昼はともかく休む、休まなきゃなんないんですよ、陽虚って。昼間動けないんですから。昼間は動く力がないんだから、休まなきゃ。だから僕はこういうことを条件づければ、鬱病は鍼灸の適応症だと思いますよ。

（2005年5月）

(2) 更年期の躁鬱

　あるのは、一番、風熱ですよね。陽実。つまり昼間も夜も身体が騒がしくなる。全速力で走り回ってる状態。だから夜は寝ようとするんだけれども、起き上がっちゃう。そして最初は我慢していますけど、だんだん我慢できな

くなって、子どもとかご主人なんかを起こしちゃう。どうしようどうしよう。まわりも巻き込まれて、結局病院に行くわけです。そこで安定剤を出されたり、睡眠剤、導眠剤を出されて。そうすると今度は昼間も夜も寝ている状態。これもう仕事にならないんですよ。改善策にならない。

　で、この陽実、肺が多いですけどね、肺虚の陽実。これは風熱っていう井滎。魚際、少商の補、金門の寫。そうやって陽実を取ると寝られるようになる。これ一番いい場合。陽実は一発でよくなっちゃう。だけど、その陽実が取れてもまた何回も繰り返しますのでね。そういうケースが多い。

　次に何になるかというと、更年期障害って、つまるところ、虚労寒湿なんですよ。虚労なんです。生理不順。あるいは不定愁訴ですか、更年期障害って。イライラすると突然カーッと熱くなる。冷や汗が出る。そういうようなのは、結局は基本的には虚労の状態になってくると落ち着くんです。ですからこの陽実からですね、労倦にいく。それから虚労にいく。あるいは気虚から労倦にいって、虚労で治まる。こういうようなケースですね。陽実から労倦。陽実から陰虚。陽虚から陰虚。そういうケースを辿って治っていく。

　このパニック状態っていうのは相当ひどいのは、自分でお風呂も入れませんから。恐くて。もうなんていうのかな、ちょうど自動車とか自転車を運転してぶつかりそうになる。必ずぶつかる、どうしようって、ああいう状態。想像できないかもしれないけど。つまり自分の着物、自分がどういう格好をしている、自分がなにをしゃべっているか、一切わからない。

コラム⑨　躁鬱と五蔵

　最近治ったやつですが、風熱が終わったら躁鬱になっちゃって、時々来るんですけど、これがおもしろい。肺になるんですね。そして腎になる。肝になる。で、虚労になる。それぞれ症状が違う。

　肺は悲愁この上ない。待合室から呼んで、治療室のドア開けて、その場で泣き崩れるんです。もう悲しくて泣いちゃう。僕は生きている価値がないって。腎の時はね、家から一歩も出ない。家にこもる。押入れの中に入っちゃう。押入れの中に入って怖くて怖くて、外を見るのも怖い。音を聞くのも怖い。肝はね、暴力的になる。暴力的になってバスを乗ったり降りたり、ちょっと乗る人が触ると、そいつを突き飛ばす、蹴っ飛ばす。電車の中で降りようとしたら邪魔しやがったって、蹴っ飛ばしたり、というのが肝。麻薬とかやっていたらしょうがないけどね。

　とにかく治っていきますよ。で、これ治っていくのも、虚労の形で治っていきます。沈静する。

こういう展開で、陽実から陰虚になってよくなっていくでしょう。それはね、目が覚めたようになるんですよ。朝起きて目が覚めたような状態で治る。あたし今までなにやっていたのっていう状態で治る。パッと治る。

　そう、虚労で治る。虚労は気だって言いましたよね。それから労倦は血だって言いましたよね。これ虚労なんですよ。気の病気なんです。労倦が血の病気。気虚寒湿が気の病気、血を経てね。血の病を経て、気の病、虚労にいって治るんですよ。

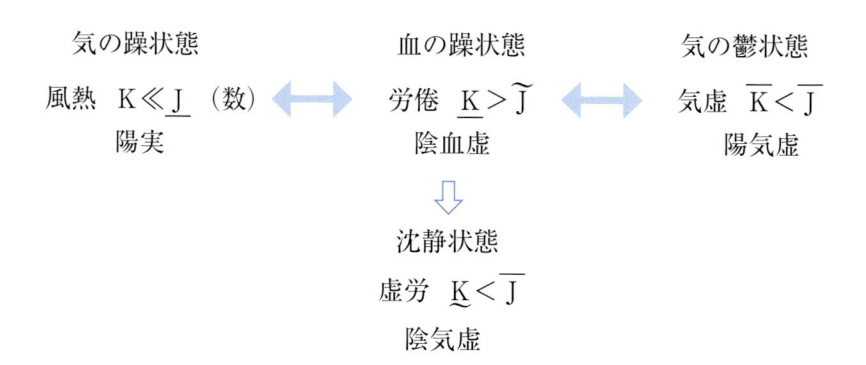

```
   気の躁状態         血の躁状態         気の鬱状態
  風熱 K≪J（数）  ⇔  労倦 K>J̃  ⇔  気虚 K̄<J̄
    陽実              陰血虚             陽気虚
                       ⇩
                     沈静状態
                    虚労 K̲<J̄
                     陰気虚
```

　で、この虚労寒湿の状態は非常に陰虚で、心理的にいうと沈静状態なんです。虚労寒湿の心理状態、精神状態って。陽実は躁状態ですね。それからこの労倦ってやつも血の躁状態なんです。よく労倦は眠らない眠れないというでしょう。労倦のタイプは睡眠時間が少なくて、間に合う人なんです。虚労は気の沈静化をしている状態のことをいうんです。つまり老化現象というのは虚労になっていくということ。誕生から死ぬまでの間の誕生そのものが陽実で、死ぬのは陰虚で死んでいく、人間って。末期迎えているわけですから、虚労というのは。心理的には沈静しがちなんです。

　で、こういう人に巡り会う時があると思いますけど、あるいは自分がそうなっちゃう。こういう人には自分に自信があろうがなかろうが、何回も言うんです。治るって。話すごとに治るからって。で、実際に治るんです。だから治るって言ってあげる。

（1996年9月）

(3) 過呼吸症候群

　過呼吸症候群っていうのありますよね、アルカローシス。炭酸ガスがなくなっちゃう。あれにもね百会。これはお灸じゃなくて、鍼がいいです。これ意識がなくなった時に、いつも百会に鍼をする。すんごい気持ちいいみたい

ですよ。

　過呼吸症候群は医者でもわからない人が多いんですよ。で、これは突然倒れますのでね。泡ふいてきます。癲癇(てんかん)って言っているんだけど、癲癇じゃない。まず、その癲癇か癲癇じゃないかわからない時は、ともかくビニール袋をかぶせちゃって、で、袋の口を閉じちゃってね、自分の炭酸ガスを吸わせちゃったらいいんですね。吸わせてみて、それで回復するようだったら過呼吸。回復しなかったら癲癇。

　過呼吸症候群のその人のお父さんが医学関係の記者で、まぁ娘のことが心配で、ある医者から過呼吸症候群の本を借りて僕の所に持ってきてくれた。300ページくらいある本で、いろんなこと書いてある。299ページまで病気のことで最後の1ページが治療法なんです。その治療法が「ビニールをかぶせる」。299ページまでは理屈（笑）。

　鍼灸で考えると、なんだろうな。やっぱり気虚なんでしょうね。気虚ですかね。いつでも。その日は救急車呼ぶのやめて僕を呼んだ。で、その時に偶然にも百会に鍼刺して5mmくらい入ったのかな。そしたら気がついて。「すごい気持ち良かった」って。帰った後。

　それで、その後も何回か起きたんですよ。1ヶ月2ヶ月くらい経って、その発作はなかったんですけれども、治療を行ってね、それでも1ヶ月に1回ずつ変になる。それがちょうど、生理前なんだ。生理前と一緒に起こしている。それでその人の生理日の前の脉がわかるようになった。つまり、いつ生理が始まるかってわからないと。特に三陰交のお灸をするんですよ、1週間前に。そうすると正常な生理、生理痛もない、なんもない。身体に負担のかからない生理が始まるんです。で、それをやらないと、その過呼吸症候群。生理と関係があるんですね。

（1996年9月）

(4) 統合失調症

※現在では、統合失調症と改められていますが、文中では当時の語り口をそのまま生かし、分裂症としています。

　うちの父がすごく得意な病気だったのが分裂症。僕は得意じゃないけど。なぜ分裂症というかと言うと、自分の現実の世界ともうひとつ自分が作った、あるいは作られた現実の世界があるの。その間を行ったり来たりするから分裂症。だから変なこと口走ったり、変な行動したりする。変な行動したり、口走ったりするのは自分が作った、あるいは自分に関係なく作ってしまった

> **コラム⑩　パニック**
>
> 　デパートへ勤めてる、52、53歳だったかな。朝治療に来て、帰るでしょう。その時に必ず「治りますか」って聞くから、「治る」と言う。午後になって来る。治療はしないんだけど、「先生治りますか」って聞きに来るわけ。僕は「治るよ」って言う。夕方になるとまた来るわけ。「先生、本当に治るんですよね」って。「治ります」。それ1週間くらいやるの、毎日毎日。
>
> 　で、その翌日も午後だと不安でしょうがないからってね、「先生、本当に治るんでしょうか」って言うから、「治るよって」。そして、「すみません」って紙出すんだよね。「これに治りますって書いてください」って。「あなたの病気は必ず治ります」って、はんこ押して名前書いて。その人、定期入れの中に入れて不安になってくると出して見るんだって。それで安心している。そういうことを繰り返しています。
>
> 　真剣なんだよ。だってね、シェービングフォームあるでしょ？　朝、治療に来た時にね、フォームが顔に残っているの、白く。フォームが付いたまま電車に乗って来てるんだから。真ん中だけ剃ってあるのにこっちは剃ってない。これ見て本当にパニックなんだなってその時思った。ここ（社会の窓）は開いてるしね、だから自分の身の回りのことは構っていられないんだね、そのくらいパニックなんだ。
>
> 　最初、風熱だね。風熱と労倦を行ったり来たりしながら、ともかく眠れないからってお酒飲むの。で、風熱・労倦って、こうなって落ち着いて。これはね治っちゃうとパーっと治るんだ。バシッて切れたように治っちゃう。これが不思議なんだ。まるで催眠術から解けたように治っちゃう。

世界の中に入ってることなの。誰かを追っかけていたり、誰かを刺すといった危険なことばかり考えている。

　ある患者さんが「私は今、神から絵を描くように、絵描きになりなさいって言われたから、商売を変えて電車に乗ってきました」って、それがすごい。ちょっと気持ち悪いです。「喫茶店の内装のための絵なんです」って言うんです。おそらく作ったんでしょうね、その世界。ユニコーン、真っきっ黄色のユニコーンの絵。

　気持ち悪いよね。バックもなにもないんだよ。真っ黄色のユニコーン、それが今自分を狙っていて、そいつにやられたらやり返そうと思っている、と言うんです。これがね、脾虚なんですよ。その時は。で、何でもいいんですよ、虚労でも気虚でも。まぁ気のほうですよね。気口が弱い。

　それで親父の真似してやったのは、原穴を使う。だから、太白と衝陽しか使わない。お灸は一切しない。鍼だけ。衝陽っていうのは、胃経の原穴。衝陽は特効穴だと思って治療しないといけない。ひたすら衝陽。太白、衝陽。

それで治療する。僕、2〜3人しか治してませんけど、うちの父は戦前から戦後にかけて、空襲なんか激しい時でも、長野、山形、千葉まで、往診頼まれてましたよ。往診で3日まで泊まってくるんですよ。ともかく暴れるので、家族と一緒に縛りつける、患者を。布団、ベッドに縛りつける。その間も歌を歌ったり、なんだかわけのわからないことしゃべったり。その分裂の人って。それこそ高きに登りて歌を歌う。で、縛りつけて治療する。鍼はある意味すごくいいですよ。とにかく治っていきますよ。虚労のかたちで治っていきます。沈静する。

(1996年9月)

(5) ノイローゼ

ノイローゼってあるんですけどね。このごろあんまり言わなくなっちゃったね。これはね、無気力ですよ。で、むち打ちになってノイローゼみたいになるの、結構多いですね。これはね躁鬱じゃないけど、やたらに効きます。治る。何が一番困るかというと、その不定愁訴ですよ。全然関係ない、頭が重い、無気力。一番恐いのが、仕事ができない。

これノイローゼかどうか診る基準にしてるのですが、ベロを出させる。でね、ベロを動かしてはダメだと。動かさないで出して。その時にベロが震えるんですよ。それから目を一点だけ見つめてって。舌尖の振戦があって、視線の振戦がある。それがねノイローゼの特徴なんです。

だから、本は読まない。本を読むと疲れちゃう。なぜかというと、視線がこうやって、震えるわけです。それから口が渇く。なぜかというと、口の中でベロが動いているから。唾がなくなっちゃう。口が渇く。これは一種の口のパニックなんだけど、不安パニック。で、寝てるような寝てないような、自分は横になりたい。横になっても寝れない。労倦。さっき言ったようにこれを治療して労倦、あるいは血虚。肺虚から肝虚。

だから僕そのような患者を診てて、一点集中して見る力っていうのは肺の力なんだなぁってわかった。それからまぶた開閉。まぶたの開閉って脾の作用でしょう。視力はもちろん肝ですよね。だけどその黒白、色を見分けるのは心。構造的に物を捕らえるのは腎。構造的に物を捕らえるのは腎なんだよ、ということがこれ見てわかる。これは肺の力なんだ。肺が弱っているから震えちゃう。で、しかもしゃべるっていうことが非常に苦手になる。うまくしゃべれないような感じがしちゃう。ベロが自分が思う時に動かなくなる。それ

できっとしゃべることが嫌になってくる。不安材料になる。震えちゃう。仕事ができないんですよ。でも、ほとんどは過労です。どう過労かというと受け身の過労。やらされている。仕事をやらされている。主婦、中堅社員、受験生、それからいじめられっ子。そういう子がノイローゼになる。で、治療して労倦か血虚になれば、治る。

(1996年9月)

コラム⑪　鬼を見る

　これもおもしろい話。鬼を見る病気があるんです。その人は70歳か80歳の男の人で、奥さんがうちの主人が変なふうになっちゃったって。突然ね、朝起きたらね、「お前絶対にね、風呂場に行っちゃいけない。風呂場に入らないでくれ」って。お風呂場で待ってるんですね。自分は1mのものさし持って。それで何かやってる、ダダダダダって。で、帰ってきて、今逃げて行ったから。それで奥さんがご主人が寝ている間に、風呂場行ったって何もないんだって。夜も何もないんだって。だけど夜中に起きると、「あそこにいるだろう、あそこにもいるだろほら」ってやってる。

　で、僕の治療。診たら風熱なんです。風熱で治療して百会にお灸する。一日おきに。柏だったし。すごい遠くて。柏に一日おきに行ったの。で、奥さんは全く信用してないでしょ。全然相手にしないんだって、奥さんは。本人は真剣。ともかくいるわけだから。おばけらしきものが、見えるから。

　僕も、「奥さんは信用してないみたいだけど僕は信用しているから。話してごらんなさい」って。どんなやつがいるかって。人間なんだけど、首から上しかない。で、ちょうど写楽の絵ってあるじゃない？ああいうのがいるんだって。それで時々子ども連れて入って来るんだって。子どもはちっちゃい顔しているからわかるんだって。子どもを連れて入ってきて、そこに居座ってる。居座ってニタニタ笑っている。だからまくら投げつけたりする。投げつけるとひょいと鴨居にあがる。鴨居にあがってこっち見ている。一昨日の晩かな。子分を連れて来るようになった。すげぇリアルなんだよ。話が。本当につじつま合ってる。子分がいて、その子分を連れて来る。

　治療して1週間。毎日聞いて。今日はね、子どもだけ出たとか。今日はたぶん風呂場にいる。夜になるとここの部屋にいるって。1週間経って2週間目に入って、最初に言ったのね。庭にいるようになったって。結局治っていく過程は、その鬼がどんどん離れていく。最後はずーっと遠く見て、みんな連れて行っちゃったってところで治っちゃった。

　その後、一切現れていない。おそらく最初は息子、娘が、「もう病院入れなきゃダメだ」って言ってたわけ。でも奥さんが「何とか先生、助けてください」って。まぁ、息子や娘たちも治療してたから。私も「ともかくやらせてください」って、言ったんだけどね。鬼を見るのはその人だけ。それはリアルな話だったね。

基本の施術

1. 鬱

病証名：気虚寒湿

例）$\widetilde{K} < \widetilde{J}$　④

　　手足の寒熱：不定

　　手足の要穴：肺経　　魚際（滎）、経渠（経）

　　　　　　　　大腸経　二間（滎）、陽谿（経）

　　　　　　　　腎経　　然谷（滎）、復溜（経）

　　　　　　　　膀胱経　通谷（滎）、崑崙（経）

　　兪穴・募穴：肺兪、巨闕

2. 更年期の躁鬱

（1）病証名：風熱（温熱風熱、瘀熱風熱）

例）$K \ll J$（数）④

　　手足の寒熱：手足ともに熱い

　　手足の要穴：肺経　　少商（井）、魚際（滎）

　　　　　　　　膀胱経　金門（郄）……寫法

　　兪穴・募穴：期門、巨闕……寫法

【ポイント】

・気の躁状態

（2）病証名：労倦湿症

例）$K > \widetilde{J}$　①

　　手足の寒熱：手先足先ともに冷たい

　　手足の要穴：肝経　　中封（経）、曲泉（合）

　　　　　　　　胆経　　足臨泣（兪）、陽輔（経）

　　兪穴・募穴：章門、厥陰兪

【ポイント】

・血の躁状態

（3）病証名：気虚寒湿

　　「1．鬱」参照

【ポイント】

・気の鬱状態

（4）病証名：虚労寒湿

　　例）K＜J̄　⑤

　　　　手足の寒熱：手は温かい、足は冷たい

　　　　手足の要穴：腎経　　　復溜（経）、陰谷（合）

　　　　　　　　　　三焦経　　中渚（兪）、支溝（経）

　　　　　　　　　　胃経　　　陥谷（兪）、解谿（経）

　　　　兪穴・募穴：中脘、中極、腎兪

【ポイント】
- 沈静状態

3．過呼吸症候群

　病証名：虚労寒湿

　　例）K＜J̄　③

　　　　手足の寒熱：手は温かい、足は冷たい

　　　　手足の要穴：脾経　　　商丘（経）、陰陵泉（合）

　　　　　　　　　　胆経　　　足臨泣（兪）、陽輔（経）

　　　　　　　　　　膀胱経　　束骨（兪）、崑崙（経）

　　　　兪穴・募穴：中脘、中極、腎兪

4．統合失調症

　病証名：気虚寒湿

　　例）K̄＜J̄　③

　　　　手足の寒熱：不定

　　　　手足の要穴：脾経　　　太白（兪）、商丘（経）

　　　　　　　　　　胆経　　　足臨泣（兪）、陽輔（経）

　　　　　　　　　　膀胱経　　束骨（兪）、崑崙（経）

　　　　兪穴・募穴：中脘、中極、肺兪

【対症療法】
- 特効穴：太白、衝陽に刺鍼

【ポイント】
- 灸はしない

5．ノイローゼ

　「1．鬱」と同じ

9　頭痛

　まず頭痛からやります。何を聞かなきゃならないかというと、どんな病気でもそうですけど、いつから始まったか、慢性的な頭痛なのか急に始まった頭痛なのかを聞かなきゃならない。それから、頭全体が痛いのか部分が痛いのか。それが慢性であろうと急性であろうと、全体が痛い、重い、そういうのは百会の点灸を僕の場合は3〜5壮やる。全体で頭痛しているのはこのお灸で十分です。

　部分の頭痛というのは、一番多いのは偏頭痛です。これは日本人には比較的少ないんです。日本人はほとんど全体が痛い、重い。で、これは置鍼をするんです。僕の場合は短鍼を使うんですけど、鍼柄が1cm、鍼体が1cm、全体の長さが2cm。それで鍼柄が中国鍼みたいに螺旋になっていて、それを使うんです。

　その時刺す場所があって、どういうふうに捜すかというと、鍼は持たなくてもいいけど、中指の爪で、ここ（前の受講生の頭を触って）が痛いとすると、こういうふうに爪で撫ぜていくと、凹んでいる場所が必ず数ヶ所あります。その痛んでいる場所で、凹んでいる場所に置鍼。凹んでいる場所は柔らかいですから鍼が入れやすいです。

　そうですね、多くて3本。治療のコツというのは、置鍼ばかりじゃないけど、なるべく刺すツボは少なくする。前回も言ったけど「数打ちゃ当たる」じゃだめなんです。反省できないから。なるべく1本でやることですよ。3ヶ所も4ヶ所も凹んでいる所があったとしたら、まず考えるのは痛い場所を限定させるでしょ。その場所の中心に近い所を条件とすれば、もう1つは一番凹んでいる所を選ぶ。その2つなんです。それが後ろでもてっぺんでも前でも同じ。

　抜鍼するタイミングは全部終わってから。患者さんの治療って、鍼やってお灸やって15分くらいですかね。一番最初に置鍼して、一番最後に抜く。だから30分くらいでもいいですよ。どのくらいの深さ置鍼するかといったら、自分の技術で入る所まで。柔らかい場所だからけっこう入るんですよ。鍼が落ちなきゃいいですよ。対症療法としてはこういったことがあります。

　脉からいうと一番多いのは人迎が浮いているやつです。それで強い。風熱・表寒・風寒とか外邪性の病気です。人迎が浮いていると陽の病気ですよね。こういうのだったらほとんど問題ない、問題ないくらい治る。あるいは治し

やすい。これは風というか寒さが原因です。あと、頭痛だけでなく吐き気を伴ったり、めまいを伴ったり、耳鳴りを伴ったりする場合がありますけれども、この外邪性の風の関係だったらそんなに心配することはない。風を治してしまえばいいんです。

　もしも労倦ですね、労倦の場合は何を疑わなくてはならないかというと、頸、それから背中、背骨ですね、それの打撲・捻挫を疑わなくてはならない。昨日転んでとか、1週間前に自転車でぶつかったとかだったらすぐ医者に行って手当て（検査）してもらいなさいと言うんですけど、5年どころじゃない、10年くらい前にむち打ちやりましたとか、実は事故を起こしてましたという場合があるんです。労倦の場合は打撲・捻挫、昔のも含めてですね、こういうことを考えなければならない。一応この頭痛はそのことに関係があるんだと、整形外科なりで調べてもらう。骨がどうかしているとか、頸椎がどうかしているとか、胸椎がどうかしているんじゃないかを一応調べないといけない。

　後は気虚寒湿の頭痛がある。頭痛でも全体と部分とがありますけど、気虚寒湿の場合は頭の筋肉の凝りだと思っていいんです。ですから頭全体、僧帽筋とかも含めた筋肉の凝りだと思っていいんです。つまり緊張性の頭痛だと思っていいんです。

　そういう時はだいたい頭全体とか後ろと言いますけど、百会の点灸をして、ツボを捜すために爪を立てて捜しますよね。次は、左手で痛い部分を撫ぜながら、右手の鍼で撫ぜるんです。その時に髪の毛の生えている方向を見てやる。梳かしてある方向に沿ってやる。たまに髪の毛が触れないという人がいるんですよ、そのくらい痛い。その時は鍼を親指と中指で鍼柄を持って、鍼先に人差し指を添える。人差し指から鍼尖を出さない。髪の毛をこうやって、皮膚鍼のようにやる。ゆっくりゆっくり。おかしなもんで指だけで触ると痛い。ところがこの鍼で触ったら大丈夫なんです。不思議なんですね、同じように触っているのにね。

　僕はしたことないんだけど、親父の代に頭だけじゃなくて、身体全体触れない子がいた。どこ触っても痛い。お腹触っても、足触っても、どこ触っても痛むんです。ところがこうやって持ってお腹触ると触れるんですね。あれは不思議でしたね。

　で、1回触って小児鍼みたいにやるでしょ。それで治っちゃったんです。何回も経験あるんです。これが反対にやると猛烈に痛いんですよ、髪の毛に逆らうようにやると。そうじゃなくて髪の毛の流れに沿ってやる。それがい

いんです。気虚寒湿からきた頭痛は鍼を持って鍼尖が皮膚を撫ぜるようにやっていく。それで頭の凝りはとれる。

　虚労寒湿の頭痛ってあるんです。これは冷えのぼせです。これは頭痛といっても頭に何もしなくてよくって、虚労寒湿の治療をして、女の人だったら、絶対に女の人が多いんですけど、女の人だったら三陰交にお灸をする。3壮。男でも女でも、とにかく上じゃなくて下を温めなさいと、腰から下ですね。下半身を温めるようにしなさいと。冷えのぼせするでしょ。すると上はカッカしている。上なんかに汗かいている。その時に上を脱ぐんだよね。そうじゃなくて、上はそのままでいいから下を温めていくというのが大事なんだね。

(1995年11月)

基本の施術

（1）病証名：風熱（瘀熱風熱、温熱風熱）

　例）K≪J（数）④

　　手足の寒熱：手足ともに熱い

　　手足の要穴：肺経　　少商（井）、魚際（滎）

　　　　　　　　膀胱経　金門（郄）……寫法

　　兪穴・募穴：期門、巨闕……寫法

【注意】
感冒症状のないものは中風の前駆症状の可能性。治療後は安静

（2）病証名：表寒（虚労表寒、気虚表寒）

　例）K＜J　④

　　手足の寒熱：手足ともに温かい

　　手足の要穴：肺経　　　経渠（経）、尺沢（合）

　　　　　　　　大腸経　　陽谿（経）、曲池（合）

　　兪穴・募穴：京門、腎兪

（3）病証名：傷寒（虚冷傷寒、気鬱傷寒）

　例）K≪J̄　④（肝実証）

　　手足の寒熱：手は不定、足は冷たい

　　手足の要穴：肺経　　少商（井）、尺沢（合）

　　　　　　　　肝経　　中都（郄）……寫法

　　兪穴・募穴：京門……寫法

　　　　　　　　腎兪

（4）病証名：気虚寒湿

　例）K̄＜J̄　④

　　手足の寒熱：不定

　　手足の要穴：肺経　　　太淵（兪）、経渠（経）

　　　　　　　　小腸経　　後谿（兪）、陽谷（経）

　　　　　　　　胆経　　　足臨泣（兪）、陽輔（経）

　　兪穴・募穴：中脘、中極、肺兪

【対症療法】
- 頭全体が痛いなら髪の毛に沿って鍼で撫でる

【ポイント】
- 働かない中焦や食べ過ぎによる寒湿が原因。前頭痛が多い

(5) 病証名：虚労寒湿
 例) $\underset{\sim}{K} < \overline{J}$ ⑤
  手足の寒熱：手は温かい、足は冷たい
  手足の要穴：腎経 復溜（経）、陰谷（合）
       小腸経 後谿（兪）、陽谷（経）
       胃経 陥谷（兪）、解谿（経）
  兪穴・募穴：中脘、中極、腎兪

【対症療法】
- 三陰交に点灸3壮

(6) 病証名：労倦湿症
 例) $K > \widetilde{J}$ ①
  手足の寒熱：手先足先ともに冷たい
  手足の要穴：肝経 中封（経）、曲泉（合）
       胆経 足臨泣（兪）、陽輔（経）
  兪穴・募穴：章門、厥陰兪

【ポイント】
- 寝不足によるもの
- 頸の打撲、捻挫の可能性（昔の傷も含める）も考える

【対症療法】(1) 風熱〜(6) 労倦湿症まで共通
- 頭全体の痛みに百会の点灸　3〜5壮
- 部分的に痛むものは痛んでいる場所でくぼんでいる所に置鍼

【注意】
カゼ症状がなく、めまい・吐き気を伴う頭痛、経験したこともないような頭痛や、再発を繰り返す、あるいは改善の見られないものは医療機関への受診を促す

10　眩暈

　めまいは僕すごい得意なんです。まず代表的なのはメニエール症候群。で、これは頭痛、耳鳴り、吐き気で、こういう代表的な症状があるのをメニエール症候群というのですけど、必ずしも全部揃っている患者が来るとは限らない。で、だいたいめまいだけで来る。頭痛、耳鳴り、吐き気がするということでメニエール症候群と診断が下るんですね。それで、どうもめまいの患者さんは、メニエールの患者さんが多い所を見ると、西洋医学では早急に治す確たる方法がないみたいですね。原因も様々ですけれども、生理学的なメカニズムは三半規管の貧血やらむくみやらの障害でなるとされています。

　鍼灸に来る場合には、まず吐き気というのは、実は独立した症状ではないのです。頭痛のために吐き気がする、あるいはめまいのために吐き気がする、あまり頭痛がひどいと人間て吐くんです。ですからくも膜下出血、脳内出血を起こした時にものすごい頭痛がするわけ。それは何かというと脳圧が高くなる。そのために脳が圧迫されてものすごい頭痛がする。これは吐きに吐き続けるんですね。僕らが経験するのは船酔い、車酔い、あれは一種のめまい状態で吐く。船酔いとか車酔いとか英語でなんというかというと簡単なのです。船酔いは sea sick、車酔いは car sick。すごい簡単。で、家で悩んでいるのは home sick（笑）。

　で、一番困るのは最終的には耳鳴りなんですね。めまいが治まっても耳鳴りは残るのが多いです。これは始末が悪くてやがて難聴になってくる。これはどうしても治めなくては困る。

　一番治りやすいのは労倦湿の肝虚です。原因は様々ですが一番多いのは寝不足です。眠れないのではなく寝ないで働く。タイプが２つありまして肝虚、そして気虚寒湿肺虚。いや３つある。虚労寒湿の腎虚。

　右に身体を回転させる、右を向いたりする、目を右に動かしたりする時にめまいがするタイプ。左を向いた時にめまいがするタイプ。それから頭が枕に付く、枕から離れる、お辞儀する、頭を上げる、そういう前後の動きでめまいがするタイプがある。で、前後のタイプはほとんど吐かないし、頭痛もほとんどない。これは一番軽い、若い人にはなくて年寄りに多い。

　患者さんが来たらどっちを向いたら具合悪いか聞かなくてはいけない。メニエールにしろ、ただめまいだけにしろ、これは発作ですから。めまいというのは発作なんです。だからずーっと続くことはない。ある一定期間だけめ

まいがしてやがて治まる。左に旋回してめまいがするのは肝虚、右回りの時にめまいがするのは肺虚、前後の動作の時のめまいは腎虚。ですから労倦湿の肝虚のめまいは左に向けない、上下、右に向くのは大丈夫。おもしろいですね。

　目を先に動かしてしまうとめまいがする。頭を動かさないで目だけ動かしてもめまいしてしまう。ひどい場合は治療室に来られないので往診することになります。どんなめまいの患者も、往診するような患者はめまいの後に必ずお小水に行きたくなる。水を出そうとする、だけどこれが大変なんです。つまり動かしたとたんにめまいの発作が始まる、だから極端にいうと、僕何回も見ましたが、ゲーゲー吐きながらトイレに行く。人間ておもしろいね、吐くことよりもお小水を出すこと、つまりその場でおしっこしてしまうのは恥ずかしいのですね。その場で吐くのは一向に恥ずかしくないというか、だから吐きながら行くのです。吐くものがなくなっていますけどね。

　で、お小水して帰ってくると結構発作が治まっている。何かこうむくみを解消するように身体が水分調節するのではないか。何かの形でめまいと身体の水分調節と関係があるのですね。

　で、往診に行くような患者は脈も取れませんから。何がわかるかというと最近これがわかる。右回りか左回りか。なぜかというと、左回りで、左に向くとめまいがする人は右下にして寝ている、右回りでめまいがする人は左下にして寝ている。あ、これは肺虚か肝虚と想像がつく。

　発作の時にどういう体勢を取ればよいかというと、目を瞑って視線は下、目を瞑って下を向いてうつ伏せになっていることです。だから左を下にして目を瞑っている人はそのまま左回転しながらうつ伏せにさせる。視線は下にさせる、うつ伏せになってしばらく置くとどんなひどい発作も治まる。そしてうつ伏せになったら対症療法。風池と天柱に置鍼しておく。これは1cm～2cmくらい、深く入っても大丈夫な所、上から下へ直刺、左右しておく。裏内庭、足の底の足の第2指の一番ふくれている所に赤ペンをつけて、足底に向かって下ろすと足底に写りますから、そこが裏内庭。これはもともとはつわりのためのお灸です。これをうちの父が食中毒、つわりは妊娠中毒ですからね、食べ物の中毒にも使ったらよかったのです。これは吐き気も治める。裏内庭に熱くなるまで。一壮で熱かったらそれでおしまい。そうすると発作が治まりますから、仰向けにさせるわけです。

　脈を診る、鍼を取って右下に寝ていた人は右は大丈夫なのだから右に回転させながら仰向けにさせる。その時に視線は下、身体を先に動かす、頭は後。

目も動かしては駄目。身体を先にひねって、そのあとから頭を動かす、そうすると発作が起きない。めまいの発作を起こしている人は必死ですからね、怖くてしょうがない。左が大丈夫な人は身体を左にやっておいて頭を動かす。頭を先にするとめまいがする。それを気をつけながら仰向けにさせて脉を取る。で、初めて肝虚であるか肺虚であるかわかる。腎虚のめまいで往診することはないです。そんな大げさではないです、前後のは。

　耳鳴りがあっても、吐き気があっても、頭痛があっても、本治法をしますね。そして、肝虚の場合は左の耳門に知熱灸、肺虚の場合は右の耳門に知熱灸、一壮。百会の点灸を5〜7壮。治療室に来る場合もね。

　僕の治療室は待合室から治療室に入る時に左側にベットが並んでいる。肝虚の人はその時にフラッとなってしまう。左に向かなくてはベットに入れないから。2回目からは右回りにして入る。うつ伏せになる時も右回りにして、起き上がる時も右回り。

　一番怖がるのは発作です、患者さんが。外で発作が起きたら歩けませんから。そしたらともかく座り込んで下を向いてじっとしている。周りで何か言っても黙って。身体はあまり動かさないほうがいいんですよね。まず外を歩けるようなめまいの人は、そこで5分くらいじっとしていれば発作は必ず治まります。そしたらおもむろに歩き出す。

　虚労寒湿腎虚は前後のめまいです。これも同じようなことです。ただ耳門の知熱灸はしなくてよいです、前後の場合は。天柱、風池、前後の場合は風池よりも天柱がよい、天柱だけでもよい。百会にお灸して裏内庭のお灸はしなくてよい。あまり重症でないから。僕も父の代から、あるいは経絡治療の人から聞いていたのは、肝虚のめまいは治りやすい、肺虚のめまいはほとんど治らないと聞いていたのです。でもそれはただ左か右かの違いなのです。身体を左に回転させる、左を向くという働きは肝に属する。右に向く、右に目玉を動かすというのは肺の働きです。そう見れば説明がつく。単なる部位の気血の陰陽でなくて、動作にも陰陽気血があるということですね。こういう区別ができるようになってからめまいが得意になりました。だからほとんど引き受ける。治る。ただ耳鳴りだけ残る。今度耳鳴りで来る。耳鳴りは耳鳴りの治療すればよい。難聴にならないように。

　前後は、もしも治らないとしたら頭の検査。2、3回で治るのが僕の適用範囲です。この吐き気はあまり相手にしなくてよい。頭痛とめまいが治まれば吐き気も治まる。

（1995年7月）

基本の施術

（1）病証名：労倦湿症
　　例）K＞J̃　①
　　　　手足の寒熱：手先足先ともに冷たい
　　　　手足の要穴：肝経　　中封（経）、曲泉（合）
　　　　　　　　　　胆経　　足臨泣（兪）、陽輔（経）
　　　　兪穴・募穴：章門、厥陰兪
【対症療法】
　・左耳門に知熱灸
　・天柱、風池に置鍼
　・百会に点灸5～7壮
【ポイント】
　・左に向くとめまい

（2）病証名：気虚寒湿
　　例）K̄＜J̄　④
　　　　手足の寒熱：不定
　　　　手足の要穴：肺経　　太淵（兪）、経渠（経）
　　　　　　　　　　小腸経　後谿（兪）、陽谷（経）
　　　　　　　　　　胆経　　足臨泣（兪）、陽輔（経）
　　　　兪穴・募穴：中脘、中極、肺兪
【対症療法】
　・右耳門に知熱灸
　・天柱、風池に置鍼
　・百会に点灸5～7壮
【ポイント】
　・右に向くとめまい

（3）病証名：虚労寒湿
　　例）K＜J̄　⑤
　　　　手足の寒熱：手は温かい、足は冷たい
　　　　手足の要穴：腎経　　復溜（経）、陰谷（合）

　　　　　　三焦経　　　中渚（兪）、支溝（経）
　　　　　　胃経　　　　陥谷（兪）、解谿（経）
　　兪穴・募穴：中脘、中極、腎兪

【対症療法】
- 天柱のみ置鍼
- 百会に点灸5～7壮

【ポイント】
- 前後上下の動きでめまい

（4）その他
- 人迎の脈が強くて浮いている場合は、風邪と考えて治療する
「1　感冒・流感」参照のこと

【対症療法】（1）労倦湿症～（4）その他まで共通
- 吐き気がある場合は裏内庭に点灸を熱くなるまで

11　眼病

(1) 白内障

　眼の疾患、様々ありますけど、視野狭窄なんてのは手をつけないほうがいいですね。確たる治療法はありませんから。ある所に鍼をしたら治るなんてことはない。こういう脉で視野狭窄が治るなんてことはない。それから鍼灸の適応症でいえば白底翳（しろそこひ）。これ一番困るのは1週間ぐらいでも失明してしまうすごい進行の激しいものがあるんですよ。これはどんな治療しても追いつかない。

　だから慢性の白内障ですね。または老人性の白内障。こういうのは鍼灸の適応症。労倦湿肝虚、これで白内障。気口のほうが沈んでいるのは駄目なんですね。血虚じゃなくて労倦湿じゃないと治せない。白内障じゃなくても飛蚊症ってありますよね。蚊が飛んだりするやつ。これも労倦湿なら治る。それがひとつ。

　緑内障ですね。これは沈んでいてもいいんです。血虚でも労倦でも。で、緑内障で一番いいのは、昔から言っているのは臂臑ってツボありますよね。肩髃から曲池までの間でほぼ3分の1。圧痛点ありますからここに点灸を3～5壮。この緑内障ってのは眼が痛みますよね。眼医者へ行けば眼圧高い。眼圧がだいたい20以上、23～25mmHgと言われる人たち。それが緑内障。これが鍼灸の治療と臂臑で眼圧が下がっていくんですよ。

　共通している対症療法は瞳子髎ですね。それから絲竹空。眉毛の外側陥凹部。頭臨泣。臨泣は前髪際、胆経ですから瞳子髎の上で後ろ2寸だいたい4、5cmの所の陥没部。これは緑内障でも白内障でも置鍼しておけばいいんです。カスミ鍼だとか長柄鍼が立つくらいで置鍼しておけばいい。もちろん眼瞼に知熱灸を1壮やる、1壮ですね。子どもから老人まで全員眼の治療はやるんですね。臨泣、瞳子髎あるいは絲竹空にちょんちょんと当てるだけ。病気があれば置鍼しますけど、そうじゃなければ触れるだけ。

　僕の所へ来る患者でも眼の病気に鍼灸なんか効かないと思っているんですね。定期健診なんかで前は白内障があったのに今年はないとかね。「どんどん白内障がよくなっている」と、言われる人がいるんですよ。で、80になっても眼鏡をかけないで新聞読んだりとかね。

頭と手足、老人になると大事です。次に大事なのは眼なんですね。眼が不自由だと楽しみないですね。今まで元気で旅行なんかしていたり、あるいは芝居見たり友達とぺちゃくちゃ喋ったりしていたのに、できなくなる。年をとればとるほど眼というのは大事になってくるんです。だから誰に対しても眼の病気というものを頭に置いて治療したほうがいいですね。

　また眼が真っ赤に出血する人いますよね。全体、または一部。これ女の人だったら、小学生は違うかもしれないけど中学以上、老人であってもそれは生理だと思っていいんです。そう眼が真っ赤になったのは2、3日ほっておけば治ります。せいぜい4日ぐらい。

　それから細菌性の眼の疾患ありますけど両方やられますから、これは必ず眼医者さんに送ること。感染症は抗生物質なりで眼医者さんに治させること。なぜ感染症やっちゃいけないかと言うと、やっぱりぼくらの手や鍼を通して感染するのが怖いんですよ。もう何回も言いますけど、医者は優れたのもヤブなのもいるってわかっているけど、鍼灸の場合は鍼灸にかかって治らなかったら、鍼灸全部を否定しますからね。鍼灸は何をやっても駄目なんだと、否定されますからね。それを避けるためにも感染症はやらないほうがいいですね。

　眼でも耳でも顔面麻痺でも感染症を起こすようなやばい病気は、鍼灸の場合は決して労倦とか血虚とか肝虚になっていないです。他の病証ですね、虚労寒湿だったり、あるいは風熱だったり傷寒だったり。ともかく眼の病気は鍼灸の場合は肝虚症であること。労倦か血虚であること。もし感染症であっても労倦湿、血虚湿だったら治療してもいいです。治るから。これ以外のものは治療してはいけない。この2つが適応症ですね。

（1998年12月）

　それから眼瞼の麦粒腫ですか、ものもらい。これは両人差し指、第二指の第二関節の横紋の頭に3壮点灸する。これは脉に関係なくていい。誰に対してもいい。これはよく効きます。両方の横紋の所。ご存知の方はご存知でしょうけどね。

（1995年11月）

(2) 逆さ睫毛

　たとえばこういうのありますよね。逆さ睫毛。逆さ睫毛も部分的な治療でかなりよくなるんです。逆さ睫毛ってやつは睫毛の方向が悪いんですけど、実は睫毛の生えている部分が膨らんでいるんです。普通ならまっすぐになってそこから生えますよね。ところが睫毛の部分が膨らむんです。膨らんで眼を刺すような格好になる。眼の下、ほとんど下の睫毛です。上でもかまいませんけど、その膨らんでいる所を皮膚鍼するんです。顔面麻痺と同じようなやり方で。その膨らみが皮膚鍼でとれていけば、まっすぐになります。そしたら逆さ睫毛はなくなります。それはほんのちょっと、2、3回でいいんです。2、3回やれば改善されます。

　あれ、引っこ抜くんですね、眼医者さんだと。僕、何の解決にもならないと思うんです。あれは膨らみの部分を、腫れをひかせれば治るんです。まあ、治してくれって言われればやりますね。逆さ睫毛なんて治らないと思っているから、抜いたほうが早いと思っている。ほとんどの患者さんは抜いてもらうんですかね。

　あと子どもの、乳幼児。誕生して1歳あるいは2歳くらいまでの間にこの逆さ睫毛になっている子が多いんですって。それも同じようにやるんですね。

(1998年12月)

基本の施術

病証名：労倦湿症

　　例） K＞J̃　①

　　　　手足の寒熱：手先足先ともに冷たい

　　　　手足の要穴：肝経　　　中封（経）、曲泉（合）

　　　　　　　　　　胆経　　　足臨泣（兪）、陽輔（経）

　　　　兪穴・募穴：章門、厥陰兪

【対症療法】

◎白内障　　瞳子髎、絲竹空、頭臨泣に置鍼

　　　　　　眼瞼に知熱灸

　　　　　　陽白、角孫（耳の上先端）

　　　　　　浮白（耳尖の高さで耳後髪際より一横指後ろの陥凹部）、

　　　　　　風池、等　適宜選択

◎緑内障　　瞳子髎、絲竹空、頭臨泣に置鍼

　　　　　　臂臑（肩髃から曲池の1/3）点灸3～5壮

　　　　　　眼瞼に知熱灸

◎仮性近視　瞳子髎、風池、浮白に置鍼、眼瞼に知熱灸

　　　　　　眼球の運動（左右、上下、左右斜め、遠近）

◎麦粒腫　　示指の第二関節横紋端、または合谷に点灸3壮

◎逆さ睫毛　目をつむらせて上下の眼瞼に皮膚鍼2～3回

　　　　　　（皮膚鍼については「31　小児鍼」を参照）

12　耳疾患

(1) 耳鳴り・難聴

　耳鳴りですね。僕らも普段生活していて時にはピーと鳴ったり、塞がったり、なんか雑音が聞こえたりしますが、瞬間的にあるいは大した長時間じゃなく経験する耳鳴りは、僕らの所には来ない。夜ね、邪魔なんですよ、耳鳴りは。昼間はいろんな雑音で紛らわせているんですけど、夜、障害になる。

　もう一つ問題なのは耳鳴りがずっと続くと聴力が落ちてくる。これが問題なのね。人迎のほうが沈んでいようが浮いていようが、浮いていると思って治療する。カゼとかね、表寒とかとみなしてやる。耳鳴りは。目眩もそうなんですけど、頭風といって、頭の風の場合は頭痛と目眩と吐き気と耳鳴りが伴いまして、この頭風の後遺症みたいなものなんです。だから耳鳴りが続くのはカゼが治っていないんです。

　ですから井穴、合穴の組み合わせ、これは風寒ですね。井穴と経穴の組み合わせ、これは風冷ってやつです。もちろん井穴と滎穴ですね、これ風熱。浮いて虚でもね、沈んで虚であってもカゼだと思って処理するんですが、風寒を選んだり風冷を選んだり風熱を選んだり、どれを基準にするかというと、手足の寒熱。手がほてっている、熱い、温かい、足も温かい、その時は風熱でやる。それから手だけ温かい、足は冷えている、風寒で。脈が浮いていても沈んでいても、手足ともに冷えていたら風冷でやると、そういうふうに気を利かせてやっていくんですね。で、これたいてい肺、腎どちらかです。肺虚か腎虚。

　初めから肝虚で来た場合、気口が大きい、肝虚だったら予後がいいんです。そんなにややこしくなく治っていく。労倦だとか血虚だとか、労倦の場合は気口が浮いていますね。血虚の場合は沈んでいます。初めからか、治療してこれになれば、労倦か血虚になれば予後がいいんです。治ると言っていい。これが本治法ですけど、労倦の場合は経合ですよね。肝経の経合、胆経の兪経、血虚の場合は肝経や胆経の兪経を選ぶ。

　対処療法は耳門です。知熱灸1壮で。それから完骨。完骨はここに乳様突起がありますね。その先端から耳の穴の奥に向かう角度で置鍼をする、1cmくらい。で、耳門がありますから知熱灸をする。それから百会。点灸をやって、3壮ですね。それから男でも女でも年齢が50を過ぎている人が耳鼻科

に行って、耳鳴りの相談をしますよね。これは年のせいだよって言われるんです。でも僕らの治療は風邪が入ったんだと。治療できますからと。これは非常に有利ですよ。

　耳鳴りの、こういう病態を決めてそしてやれば。もう1回言いますけど、たとえ虚労寒湿のように人迎が沈んでいても、必ず井穴を組み合わせてやる。それが大事。要するに耳鳴りってやつは文字通りカゼの後遺症なんです。カゼが中にあるから残っている。このカゼを抑えられるのは薬ではない。鍼灸でしかこのカゼは処理できませんから。

　これが耳鳴りの話です。実の場合。人迎が実脈の時、これは耳鳴りだけの病気ではない。さっき言ったように耳鳴りが続くと難聴になる。つまりこれは難聴の治療でもあるんです。この完骨の置鍼、耳門の灸、百会の灸、それからカゼといった病態で処理していくっていうのは難聴の治療でもあるんです。耳鳴りと難聴の治療は同じ。

（1998年11月）

(2) 突発性難聴

　次は同じ耳の病気ですけど、対症療法は同じなんですけど、突発性難聴。虚労寒湿の腎虚、あとは労倦ですね、肝虚。これは僕は突発性難聴じゃないと思うんだよね。医者が突発性難聴って診断するんだけど、単なる難聴じゃないかと思う。だからそんなに苦労しないで治っちゃう。労倦湿の肝虚はさっきの耳鳴り、難聴と一緒で突発性難聴じゃない。突発性難聴で治るのは虚労寒湿の腎虚だけ。結局は痩せていれば労倦になり、太っていれば血虚になって治っていく。さっき睡眠障害になると言ったけど、1対1でしゃべっている時は比較的いいんです。片方は聞こえているから。突発性難聴で両方ってことはないですから。難聴で一番困るのは会議とかで、発言しているのを聞くってことが大変なの。会議にならないんですね。隣の人の話しか聞こえないですから。これが勤め人だと大変なんですね。僕も、突発性難聴だと言われ、もう治らないので僕の所へ行きなさいと紹介されてきた患者さんを何人も診たんですけど虚労寒湿腎虚というのは10人のうち1人か2人です。10％か20％の人しか鍼灸では治せない。けれど現代医学の0よりはいいですよ。現代医学では治せないんです。だから諦めなさいという。鍼灸の場合は虚労寒湿の腎虚だけ治る。

　対症療法は百会と耳門のお灸と完骨の置鍼です。虚労寒湿をまずまともに

治療しない。傷寒だと思って治療する。速かったら実熱でもいいですけど。人迎が沈んでいる。虚脉であっても実脉であっても傷寒で治療する。腎の井合です。あと三焦経を使います。三焦経の井合。

なぜ三焦経なのか覚えておいて欲しいんですけど、三焦というのは膀胱と膀胱に代わる蔵腑、経絡であり、耳に関係する蔵腑であり経絡なんです。迷った時、どんな脉でも三焦経を使うのがいいのか、小腸経を使うのがいいのか、膀胱経を使うのがいいのか悩むことがあると思いますが、耳と膀胱の関係、その人の持っている症状なり過去の病歴なりがそういうものに関係ありと思えば、小腸経ではなくて、これは耳だから、腎経の井合やって、小腸経の井合にいきたいけど、実は三焦の井合のほうがいいんです。あと心包経の郄門を寫す。傷寒ならそうです。

また後で話しますけど中耳炎なんかもそうです。耳の風熱から来る。中耳炎なんかも傷寒実熱でやったりするのがいい。傷寒でやって脉が労倦、血虚にいく。腎か肝、心包になる。それは成功なんです。治っていく。この脉だったら治るんですよと。

で、ある所までいくと、これの繰り返しですよ。虚労、労倦、血虚と。最近ですけど、医者との二足のわらじで、週2回を半年ぐらいやったんです。そしてある時からこっちに落ち着いたんです。そうしたら少しずつ聴力が回復して、会議に参加できるようになった。区役所の人ですから。会議でも人の話を聞けるようになった。これは半分成功ですよ。突発性難聴が去年の暮れには回復しつつあった。今年は週に1回来るようになって、2週に1回でも自分から回復するようになっているんですね。僕らが治すんじゃなくて、患者の力を借りているだけ。実際治したのは患者なんだよね。

(1998年11月)

(3) 中耳炎

それから中耳炎ですね。中耳炎は頭痛でしょ。カゼから始まってのどが痛くなって咳をして、鼻が詰まって、1週、2週して耳下腺が腫れて熱をもって、ズキズキ耳が痛くなってくる。で、子どもも多いんですが、大人ものどカゼからこの病気になる。まず急性の、昨日一昨日ぐらいから耳が痛くなってきた。塞がってきた。これは風熱ね。たとえ肺虚であっても腎虚でやるんですよ。それから最初他の病気で来て、よくなったから、その後信頼してこの病気でも僕の所に来るんですけど、そうではなくて医者へ行っても治らな

い。薬が嫌い。薬の副作用でもう口の中が荒れちゃうわ、食べれないわ、吐くわ、合わない薬を飲みたくないわ、という人が2週間以上経ってから来ます。

　時間が経っている場合は傷寒でも、おもしろいのは然谷、湧泉です。傷寒実熱だったら陰谷、然谷です。この然谷穴が耳の痛み、腫れ。まあ中には膿んでいるんですね。

　で、耳があってここに乳様突起があって、腫れるのは耳門の前から、この乳様突起を含めて後ろが腫れてくる。この腫れている境目、こういう所に補法をしていくんです、鍼で。おできを治すのと同じですね。触れるだけでいいんです。腫れている山のふもとに補法をする。触れるだけ。2回ぐらいちょんちょんと。どこを押しても痛いですから。痛い範囲にあるツボを選んで知熱灸をやる。だから耳門、聴宮、完骨、翳風、そういう所にツボを選んで。お灸をする時は全部やらないで、患部の中のツボを選ぶ。それが一番いい。

　子どもの場合は、大人みたいに境目に鍼をやらないで、小児鍼、皮膚鍼でこういうふうに撫でる。子どもの場合は腎虚でやるんですけど、腫れて冷やして包帯巻いて来ますよね。限界まできてると、これやることで耳の穴から膿が出てくる。子どもは早いです。風熱でやれば治りますし、傷寒実熱で然谷穴を中心にやっていけば、そう本治法を。どっちだろうと京門に寫法の鍼をすると考えていいです。つまり寒邪をとるという意味でね。

（1998年11月）

基本の施術

1．耳鳴り・難聴

（1）病証名：虚労寒湿

　　例）K̰＜J̄　⑤

　　　　手足の寒熱：手は温かい、足は冷たい
　　　　手足の要穴：腎経　　　湧泉（井）、陰谷（合）
　　　　　　　　　　三焦経　　関衝（井）、天井（合）
　　　　　　　　　　胃経　　　厲兌（井）、三里（合）
　　　　兪穴・募穴：中脘、中極、腎兪

（2）病証名：労倦湿症

　　例）K＞J̃　①

　　　　手足の寒熱：手先足先ともに冷たい
　　　　手足の要穴：肝経　　　中封（経）、曲泉（合）
　　　　　　　　　　胆経　　　足臨泣（兪）、陽輔（経）
　　　　兪穴・募穴：章門、厥陰兪

（3）病証名：血虚湿症

　　例）K̃＞J̃　①

　　　　手足の寒熱：手足ともに温かい
　　　　手足の要穴：肝経　　　太衝（兪）、中封（経）
　　　　　　　　　　胆経　　　臨泣（兪）、陽輔（経）
　　　　兪穴・募穴：章門、肝兪

（4）その他：人迎が強い場合

　　　　手足の寒熱により、以下の取穴で治療する。
　　　　　　手足が熱い、温かい……風熱（井・滎）
　　　　　　手が温かく、足は冷たい……風寒（井・合）
　　　　　　手足ともに冷えている……風冷（井・経）

　　例）K＜J　④

　　　　手足の寒熱：手足ともに温かい
　　　　手足の要穴：肺経　　　少商（井）、魚際（滎）

　　　　　　膀胱経　　金門（郄）……寫法
　　兪穴・募穴：期門、巨闕、腎兪……寫法

【対症療法】（1）虚労寒湿〜（4）その他まで共通
- 乳様突起の先端（完骨）から耳穴の奥の方に向かって1〜2cm刺入、置鍼
- 耳門に知熱灸
- 百会に点灸3壮

【ポイント】
- 風邪（ふうじゃ）が入っていると考え、人迎が強い場合は必ず井穴を使う
- 治療効果をみるため治療前と治療開始1ヶ月後に聴力検査を受けさせる（変化を自覚しにくいため）
- 老人性の難聴も同じ治療でよい（悪化させないための治療として行う）

2．突発性難聴（耳聾）

病証名：虚労寒湿
　例）K＜J̄　⑤
　　　手足の寒熱：手は温かい、足は冷たい
　　　手足の要穴：腎経　　湧泉（井）、陰谷（合）
　　　　　　　　　三焦経　関衝（井）、天井（合）
　　　　　　　　　胃経　　厲兌（井）、三里（合）
　　　　　　　　　心包経　郄門（郄）……寫法
　　　兪穴・募穴：期門、京門……寫法

【対症療法】
「1．耳鳴り・難聴」に同じ

【ポイント】
- 傷寒として治療する

3．中耳炎

病症名：表寒（気虚表寒、虚労表寒）
　例）K＜J̄　⑤
　　　手足の寒熱：手足ともに温かい
　　　手足の要穴：腎経　　湧泉（井）、然谷（榮）
　　　　　　　　　膀胱経　金門（郄）……寫法

　　　　兪穴・募穴：期門、巨闕……寫法

【対症療法】
- 腫れている周りに補鍼
- 患部の範囲にある穴、耳門、聴宮、翳風、完骨などに知熱灸
- 子どもは腫れている境目に皮膚鍼（膿が出たら治る）

【ポイント】
- 急性期は風熱で治療
- 2週間以上経ったものは傷寒実熱で治療
　　　　手足の要穴：腎経　　然谷（滎）、陰谷（合）
　　　　　　　　　　心包経　郄門（郄）……寫法
　　　　兪穴・募穴：巨闕、京門……寫法

コラム⑫　表寒

　プリントの一番最後に虚労表寒って言葉がありますけど、『脉状診の研究』って本の中は虚寒になっています。で、途中で変えたんです。なぜ駄目かっていうと、これは身体の皮膚の表面が寒という状態。つまり働いていない皮膚という意味なんですけど。虚寒というのはどういう状態かっていうと虚損。つまり消耗。弱り、やつれ、老人、産後、大病の後。だから陰虚を指すわけです。中医学関係でも伝統医学の書物からいってもこれは弱り。内傷のほうに入っちゃうのでこれは止めて、途中から表寒。皮膚、粘膜そのものの働きが停滞している。働きの停滞というのは寒。だから花粉症はこれだと思う。

13 花粉症と鼻の病

(1) 鼻水、鼻づまり

　鼻の病気ですね。花粉症とか、アレルギー性鼻炎を含めた鼻閉、鼻がつまる、鼻が乾く、膿漏といって青鼻ですね。それが出るとか、そういう蓄膿症や副鼻腔炎とかの話をします。

　今も多いのですが、蓄膿症ですね。それが鍼灸にかかる場合はほとんどの場合慢性で、つまり中学校から蓄膿症と言われているとか慢性蓄膿症と言われているとか。乾く、それから乾いて鼻水が出ない、いつもこう鼻水が出て花粉症に似たような症状が出る。

　花粉症でもアレルギー性鼻炎でも蓄膿症でも副鼻腔炎でも、とにかく鼻がつまる。鼻の症状ですね。鼻の病気一般に対して、いつでもこれだけはやらなくてはならないということがあるんですね。それは対症療法ですけど、寸3でも寸6でも何でもいいんですけど、細い鍼で。

　まず印堂、印堂というのは眉と眉の間にあるんですけど。上から下に向かって鍼を入れる。1cmくらい。なるべく水平に。水平というのは皮下に入れるのではなく、なるべく角度を低くして入れる。つまり直刺ではなくて、斜めからそれより下、30度くらいまでの角度で入れるということ。まっすぐですよ。

　山下詢という先生は、習った人もいるかもしれないけど、この印堂は右の鼻がつまったら右のほうへずらしてね、右のほうへ向かって刺しなさいと。僕も何回かやってみましたけど、これはいいですね。左右つまっている場所が違う人がいる。右だけつまるとかね。左だけつまるとかね。それ、ずらして構いませんけど、一般的に両方です。両方駄目なのは、まっすぐ刺す。これがひとつ。

　迎香は鼻骨の末端で、尖端ではなく内側に鍼を。これ触っただけでも鼻水が出て来ちゃうんですね。普段でも。触って押しただけでも。これを下から入れる。斜めに。両側。鍼刺して置いておく。2mmから3mmくらい、ともかく止まっているだけでいいです。落ちなければ。

　それから神庭。これは髪の生え際から5分または1寸。両方の表示があるのですが僕は5分のほうで。約1cm前後の所を探って、そこの凹んだ所にやっぱり鍼を入れるんですね。上から下へ。斜めになってしまいます。これ

も 5mm くらい、5mm 以内。

　蓄膿症の鼻塞に使ったりする曲差は頭維と神庭の間の距離、この斜めの、この距離の 3 分の 1 の所。神庭寄りの 3 分の 1 の所。これが鼻塞とか鼻の炎症とかアレルギー性鼻炎という、あらゆる鼻の疾患の対症療法として効果がある。この位置を間違えてはいけない。以上が重要なことで、6 本置鍼する。

　いろんなタイプの鼻の病気の脉診のタイプの中で、一番よいのが気虚寒湿。で、肺虚。これが一番治りやすいです。うちの父はこれです。この気虚寒湿です。取穴でいうとね。だから太淵と経渠と商丘と太白とそして小腸経・胆経の兪・経です。陽谷、後谿、陽輔、臨泣という、それだけのパターン。これ、まさに気虚寒湿の順で、親父は脉状診なんか知らないですよ。だけど取穴はまさに気虚寒湿の"順"なんです。

　次も治りやすくて、表寒ですね。人迎が浮いている。風邪が入っている。だから、たとえ 5 年、6 年と蓄膿症で悩んでいても、最初にひいたカゼとかが治っていなくて、ずっと持ち越している。これが次に治りやすい。この表寒は一発です。カゼを治せばよい。カゼが治れば蓄膿症も治っちゃう。

　次が虚労寒湿ですね。肺虚または腎虚です。これはちょっと時間がかかる。なぜかというと、これ身体の衰弱ということが全体にあるのです。だから治療で対症療法をやっても構いませんけど、問題はこっちの虚損を治さなくてはならない。冷えのぼせのほうを治さないと駄目。だから腎虚もある。虚損からいうと肺虚より腎虚のほうが"順"ですから、普通のタイプです。

　だから花粉症であろうが、アレルギー性鼻炎であろうが、このタイプです。治るタイプは。他は駄目。やっても駄目です。労倦とか血虚とか。血虚で鼻がつまっているというのは、たぶん食い過ぎの肥満なのでしょうね。高カロリーで身体が燃焼できない熱が全身に来て、また鼻に熱を持って、鼻が乾く。熱持てば、その熱を冷やそうと思って鼻水が出てくる。この鼻水がその熱を取るくらいの力があれば蓄膿症にならない。そうでなくて熱のほうが勝っちゃうと乾いちゃうし、つまっちゃう、てなわけです。その熱を取るための治療をして熱を取ってしまえば治ってしまう。これは鍼灸のよい所。中国医学のよい所ですよね。ともかく、この 3 つだけは引き受けて構わない。

(2) 不聞香臭（ふぶんこうしゅう）

　あと、「不聞香臭」の患者が来ています。臭いがわからない。この人は普段は労倦虚風の肝虚、やせていて。「不聞香臭」は、労倦虚風は非常によい

です。去年の3月に定年になった人で、これから30年間の生活設計をたてなくてはいけない、先生、楽しみがないと言うわけ。なぜかというと、臭いがわからない。臭いが。

これ、やっぱりおもしろいんですよね。これを治療すると表寒になるんですよ。これ慢性的に風邪が入っているんですね。風邪がなくなって労倦ばかりになれば治ると思ってやってるんですけど、これ、百会の点灸をやるんです。不聞香臭の時は点灸ね。5壮するんです。五官器というか、臭う、見る、聞く、触るとか、皮膚感覚、感覚器の病気というのは、蔵病なんです。決して単に、対症療法で治る類の病気ではない。

(3) 鼻茸（はなたけ）

鼻茸というのは、古典では鼻の痔。側肉が鼻の中に。これは子宮筋腫と同じで大きくなっちゃったら絶対駄目。最初何で鼻がつまっているのかという段階で調べてもらったら、鼻茸があると。

水冷式の話なんですよ。鼻茸も。炎症が起こる。熱があるということは、皮毛粘膜の類が熱のためにふくらんでくる。ふくらんで上気道を狭くするわけ。狭くしちゃうために空気の流れが悪くなる。一生懸命、鼻水を出してくる。水冷式にこの炎症を取ろうとしているけどその方法が未熟なため、完全でないために、この炎症がますます盛んになってきて、時間的な経過とともにこの厚ぼったくなっている部分が固まってきてしまう。これが突出してきたりするのが鼻茸なのです。

問題は熱が肺から出てくる。呼気に熱を持っている。こっちの呼吸器のほうを治さなくてはいけない。肺に含まれている熱は、体温上昇の熱ではなくて、肺機能そのもののオーバーヒートなんです。それを治さないと駄目なんです。

陽虚というのは、そのことをよく表している。つまり、陽の働きは、熱を取るための働きでもある。陽気こそ、その熱というもの。つまり上にくる。身体に影響力のあるものですね、それを取る力があるもの。鼻水は陽気の働きの一部なんです。陽気が一番表面的に働いているのは肺の陽気なんです。肺の陽気は何に支えられているかというと、腎と脾の陽気に支えられている。これは先天的な陽気と後天的な陽気。先天的な陽気のほうが三焦の相火。どっかでこの人は三焦の相火、つまり先天の気血の陽気の働きの衰えがまずあって、それが肺の働きを押さえちゃって、肺そのものに熱を持たす。熱を押さ

えられない。そのために空気が熱くなって、気道を通る時に粘膜の肥厚を起こして、しかも防ぐ陽気の働きのもとである鼻水の出方が充分でない。そのためにどんどんつまってくる。この陽はその陽虚も含んでいる。

　治療の上ではそこまで考える必要はないけど、これと鼻の病気や他の病気、頭や顔全体の首から上の病気を考える時に、絶えず陽虚のことを考えていなくてはいけない。目だってそうだと思いますよ。耳だってそう。

（1996年4月）

● 基本の施術

1．花粉症、鼻水、鼻づまり、蓄膿症
（1）病証名：気虚寒湿

　例）K̄＜J̄　④

　　　手足の寒熱：不定
　　　手足の要穴：肺経　　太淵（兪）、経渠（経）
　　　　　　　　　小腸経　後谿（兪）、陽谷（経）
　　　　　　　　　胆経　　足臨泣（兪）、陽輔（経）
　　　兪穴・募穴：中脘、中極、肺兪

（2）病証名：表寒（気虚表寒、虚労表寒）

　例）K＜J　④

　　　手足の寒熱：手足ともに温かい
　　　手足の要穴：肺経　　経渠（経）、尺沢（合）
　　　　　　　　　大腸経　陽谿（経）、曲池（合）
　　　兪穴・募穴：京門、腎兪

（3）病証名：虚労寒湿

　例）K＜J̄　④

　　　手足の寒熱：手は温かい、足は冷たい
　　　手足の要穴：肺経　　経渠（経）、尺沢（合）
　　　　　　　　　小腸経　後谿（兪）、陽谷（経）
　　　　　　　　　胆経　　足臨泣（兪）、陽輔（経）
　　　兪穴・募穴：中脘、中極、腎兪

2．不聞香臭
　病証名：労倦虚風

　例）K̄＞J　①

　　　手足の寒熱：手足ともに温かい
　　　手足の要穴：肝経　　中封（経）、曲泉（合）
　　　　　　　　　大腸経　陽谿（経）、曲池（合）
　　　　　　　　　胃経　　解谿（経）、足三里（合）

兪穴・募穴：日月、厥陰兪

3．鼻茸
　病証名：血虚湿症
　例）$\widetilde{K} > \widetilde{J}$　①
　　手足の寒熱：手足ともに温かい
　　手足の要穴：肝経　　行間（滎）、太衝（兪）
　　　　　　　　胆経　　侠谿（滎）、足臨泣（兪）
　　兪穴・募穴：巨闕、章門、肝兪

【ポイント】
　• 予後難治だが、悪化させないための治療として行う

【対症療法】 1．花粉症〜3．鼻茸まで共通
　• 曲差、神庭、印堂、迎香に置鍼　（図参照）
　• 大椎、百会に点灸3〜5壮

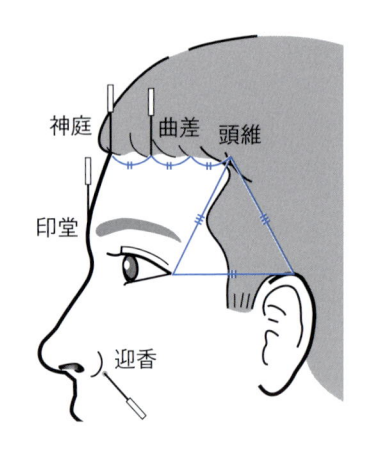

14　口眼喎斜（顔面神経麻痺）

　顔面麻痺も鍼灸の適応症で、非常によく治る。治るというより、治るか治らないか判断できやすい病気ですね。

　まず脉診でですね、両方とも沈んで気口が大きい。これの肝ですね。これは治るんです。肝虚証は完全に治る。だからまず、これだったら引き受ける。それから諸々の外傷ですけど、人迎が浮いてる。まあ表寒でも風寒でもそれから風熱、こういう外邪性の風燥でもいいんですけどね。こういう病気ならば血虚湿の肝虚証よりももっと早く治る。古典では傷風と書いてあるんですけどね、原因が。『諸病源候論』ですけど傷風と書いてある。

　ところがこういう外邪性の病気で、いきなり鍼灸院に来るということは非常に希です。希というのは、今朝顔を洗おうとしたら鏡を見て気がついた、あるいは何か飲もうとしたらだらだらと漏れてしまった、食べようとしたらなかなかうまく食べられない、とか、そういうふうに、今朝とか、昨日とか、ごく最近起きた顔面麻痺だったら、必ずこういうふうな人迎が強い脉をしているんですね。ところが僕らの所に来る患者さんは、こういうケースは珍しい。まず第一に医者に行っちゃいますからね。ブロックやったり薬飲んだりして治らなくて、あちこち巡って、来る。で、その巡って来た時には、この肝虚になってる。で、これは治る。

　これ以外、血虚湿の肝虚以外の病気の時にはまず治らない。あるいはやってみないとわからない。やってみないとわからないというのは気虚ですね。で、虚労ですね。この虚労と気虚を比べたら気虚のほうが治りやすい。虚労寒湿は治りにくい。なぜ気虚が虚労に比べて治りやすいかというと、これ治療して血虚になる可能性がある。これが逆転するんですね。気口のほうが大きくなる。治療して血虚のほうに変わったらこれは治る。

　で、その時に考えなければいけないのはこの口眼喎斜は傷風なんですね。傷風だからこの気虚は気虚のまま治療しては駄目なんです。この気虚は傷風のどれか、表寒か風寒か風熱か風燥か、でやる必要がある。

　ではこのうちの何でやるのか。気虚で手足が温かい、または熱いという患者さんの時には風熱でやる。で、表寒も風熱も風燥も手足が温かいです。手足が冷たい、または手のほうが温かい、これは風寒ですね。この気虚というやつだけは手足が温かいとか冷たいとか決まっていないんです。温かい時もあるし、冷たい時もある。そこが気虚の例外的でおもしろい所なんですね。

僕はいつも温かいんですよ、手がね。だから僕より温かければ熱いんですその人は。手が冷たい人いるでしょ。冷たいといっても相手が冷たかったら温かく感じちゃうんですね。そういうもんですね。だけどこの風熱、あるいは表寒の温かさというのはほとんどの人が触って温かいんです。だからそれは迷うことないんです、ほとんど。

　いつも言うように何日で治るとか何回で治るとか絶対言っちゃ駄目。まあ臨床30年くらい経つとだいたい言えるんですけどね。得意な病気がね。何日で治りますとか何回で治りますとか言えるんですけど、初心者というか経験が浅い場合は絶対に言っちゃいけない。聞かれますよ、患者さんにね。どのくらいで治りますかって。だからその時は嘘つきたくないから言わない。ただし、これは治るんだと、時間の問題なんだと言っておけばいい。

　顔面が曲がっているのは早く治したい。それは見た目で恥ずかしいし、特に女の人は早く元に戻りたいんですね。で自分がけっこういい顔立ちしてると思っていると余計治したいんです（笑）。

　では対症療法としてどういうことをやるかと言うと、曲がって変に見えるのは患っていないほうで、患っているほうは変化しないんで、変に見えないんですね。で、この鍼をね、これ鍼柄だとしますよね、親指と中指で握って、これ僕の場合の小児鍼ですが、こう撫でる。撫でるのはかなり押し付けて撫でていい。このやり方というのは、僕が前に歴代の古典というのかな、『素問』

コラム⑬　気虚と手足の寒熱

Q：気虚の人で、その時には手足が温かい人がいいんですか。冷たい人もいるんですか。

A：温かい人がいい。冷たい人もいるの。気虚はいろんなのがある。気虚は両方とも冷たかったら気虚でやる。気虚はノーマルな状態では両方とも冷たいことなんです、手足が。それはそのままやるんです。だけどどんな病気でも気虚の場合は、手足が温かかったら風熱のほうでやっちゃう。それはどんな病気であろうと。それから足が冷たくて、手が温かかったら、もう虚労でやっちゃう。虚労の治療を、気虚だけど虚労でやるということですね。それから手と足の先が冷たかったら、もうこれは労倦でやっちゃう。労倦でやっちゃうというのは、肺とか腎とか脾の労倦でやっちゃうんですよ。どんな症状を持っているかわかりませんけど、気虚の共通の症状というのは肩こりなんです。それから気分が鬱状態。いじめられ状態ですよね。その時に、肩こりも鬱状態も、手先足先が冷たい時、つまり労倦の状態の時には、これは何かの事故が影響しているんだと思わないといけない。

からその後の歴代の中医学までの文献で、口眼喎斜について調べたことがあるんですよね。その時に全部というわけではないが、手元にあるやつだから、でも相当の数です。

『黄帝内経太素』という本、『素問』『霊枢』の註です。本文と註が並んでいる本ですけど。そこにこういう字が書いてある。「ぶす」。美人ではない、という意味ではないんですけど（笑）。この字が書いてある（※板書「撫」）。これで「撫でる」という意味ですね。撫でてこするという意味なんです。かなり古い時代から顔面麻痺に対しては撫でるという方法がとられていたということがわかるんですね。今も一番これが効果的なんですね。

どういうふうに撫でていくか。経脉の流注走行に沿って撫でる。で、これを1つの方向に5回。というのは決めた訳ではなくて、だいたいそれくらいやるほうが僕らの飽きない範囲なんです。それくらいの回数だと飽きない。それ以上やると飽きちゃう。それ以下だとやり足りない。

こういう方法で撫でる。何回か口眼喎斜の患者さんを扱っていると慣れてくる。弛緩を引き上げるような感じでやればいいんです。基本的には。そうすれば流注通り、走行通りになる、ということを頭に入れておくんですね。

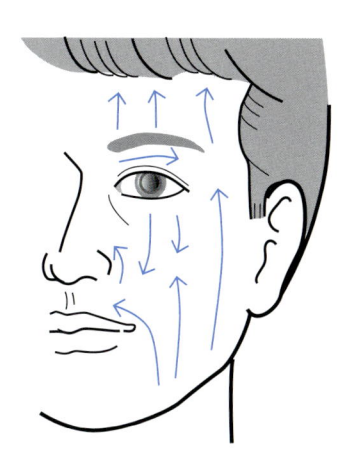

あとお灸を百会に3〜5壮ですね。点灸をするんですね。なぜ百会にするかというと、中風というか、片麻痺の人にこの百会というのがいいんですよ。つまりそれは片麻痺や麻痺にいいんじゃなくて、風にいいんですね。風邪が身体に入ったことに対する治療法としてよい。だからそういう意味で使う。

治療法としては、肝経、腎経、胆経、膀胱または三焦経の兪・経を使うのは血虚湿です。気虚寒湿は手足の寒熱を見ながら経合を使う。井合、井滎を使う。井絡でもいいし、井滎でもいいですね。風燥はね。

何しろおもしろいというか驚くべき効果、医者なんか要らないですね。こ

の範囲であればね。医者は余計なことをしてくれていると思います。初めから来れば簡単に治る。初めから来れば簡単に治るのはこの範囲ですよ。労倦とか虚労とかは駄目。これは治らない。まあ1回くらいやってもいいですけど、肝虚になったり外邪になったりすればいいかもしれない。そうじゃない限り駄目ですね。

　それからたとえば、まだ3週間くらいしか経ってない。1ヶ月以内だという時には、風熱でやって構わない。それ以上、半年、1年あるいは2ヶ月、3ヶ月から半年、1年前あるいは3年とか5年とかいったら血虚湿でやるしかない。その場合もいろいろ冒険してみたらいいんですね。順繰りやったっていいじゃないですか。最初これでやっちゃう。その次はこれでやってみるとかね。ただしさっき言ったように脉が沈んでいる。そして手足が温かいという条件ですよ。その中で順繰りやっても構わない。

　こう治療をやっていれば必ず治っちゃうんで、あとはいかにして早く治すか。これは何でやってもどれが一番早いとは言えないんで、やっぱり今朝なったやつが一番早い。新しければ新しい程、この病気は早く治るんですね。治っていくのがわかるんですね。

　時間的に5年くらい前からなっているという人も治るんですけど、やっぱり時間はかかりますね。まあ3週間以内に起こったと言ったら、毎日来させる。それは4、5回毎日来なさいと。そして4、5回やって、外傷性や気虚が肝虚になる。外傷性のものは予後はいいんですけど、やっぱり肝虚にならないと駄目で、ずーっと外傷性のままはまずいんです。カゼは万病のもととか、百病の長とかいうのは、このカゼというやつはいろんな所を、病気を変化させるからですよね。このままにしておいてはいけないんですよ。カゼを治めておいて肝虚にしちゃうんです。肝虚になればあとは時間の問題ですね。

　今から8年前ですが、その人、1ヶ月に1回くらい来ていたんですけど。久しぶりにイレギュラーにパッと来て、そしたら今朝から顔面麻痺になったと。その人の脉診て、完全に風寒なんですね。それで僕びっくりして、びっくりしたというか、古典でいってることは嘘じゃないんだと。すぐ来たというのは初めてなんですね。皆、さんざんあっちこっちかかって、いろんなことやってから来るんで、肝虚になっちゃう。最初から来りゃ外傷。これは治りやすい、ということがその人をきっかけにわかった。治療して外傷性になればいいんだなと思った。

　最初血虚だけだったんだけど、その前があったんだね。その前にうちの父から聞いたんだけど、"肝虚の顔面麻痺は治る"。そうじゃないんですよ、

全部の肝虚じゃないんですよ。血虚湿の肝虚。沈んでる肝虚は治る。これがわかって、次に外傷性がわかって気虚がわかった。顔面麻痺、口眼喎斜を治す幅というのが広がっていく。

　歯医者さんで鎮痛剤みたいのをやりますね。歯を抜くにしても何にしても、注射みたいのを。その時に何だかこのへんが膨らんだ感じがするでしょ。顔面麻痺の人はああいう感じがするんです。形は変化はないんだけども、自分では膨らんだ感じがする。そのふくらんだ感じが徐々になくなる。

　病気が深いわけではないんだけど、ベロが半分麻痺っていうのかな。右半分だけ味がわからない。それからこっちの耳が難聴になるとかね。中の方の麻痺があるんですね。で、この感覚器の麻痺は一番最後まで残るんです。運動麻痺、つまりベロが元通りになるのは早い。顔面が元通りになるのも早い。だけど味覚とか聴覚とかが回復するのが一番最後なんですね。

　ところが顔面さえ治ってくれば患者さんは結構満足しちゃうものです。味覚なんて半分で感じればいいんだみたいになっちゃうんですね。ベロなんか出させると健側に引きつれちゃう。だからベロも診たほうがいいかもしれません。

　その後、日に日に回復してくる。それがわかる。それが励みになる、本人に。僕ら以上に回復の度合いというのを感じているんだろうと思うんですね。で、まあ、2日おき、その後1週間に2回。治療していくと見るだけでわかりますからね。ちょっと笑ってくださいとかね。ウインクしてみてくださいとか、こっちもウインク返してあげてね。そういうふうにして測っていく。患者さんの感じは皮膚の膨満感がなくなってきて、だんだん痩せていくという感じで。表面から見れば変わりませんけど、本人は。

　顔面麻痺の時は、まず目が真っ赤なんですよ。というのはつぶれないから。それがつぶれるようになれば赤いのが取れてくる。それも治っていく徴候ですよね。まばたきができる。涙が出ないようになる。最後にベロの感じが、味がわかるようになる。動きがよくなる。口から水とか飲み物が流出しなくなる。それはちゃんと閉じれるようになるからですよね。鼻もそうですよ。鼻水、片方出ないですよ。鼻の機能を果たさない、臭いもわからない。

　そういう感覚麻痺が完全に治ってくることが治ったということで、表面上の口眼喎斜が治ることはまだ治ったとは言えない。中の感覚まで元に戻らないから。

　だから最初に聞くのは感覚はどうなのか。ベロの感覚、耳、鼻、目、そういうものの感覚がどうなのかということは聞く必要がありますね。そこまで

いかないで口眼喎斜になっているのは早い。感覚器までいかないからね。ただ麻痺しているだけのほうがずっと早い。

(1996年3月)

● 基本の施術

（1）病証名：風寒（気鬱風寒、虚冷風寒）

　例）K≪J　④

　　　手足の寒熱：手は温かく、足は冷たい

　　　手足の要穴：肺経　　少商（井）、尺沢（合）

　　　　　　　　　胆経　　竅陰（井）、外丘（郄）……寫法

　　　兪穴・募穴：期門、京門……寫法

【ポイント】
- 発生したばかりから3日程度までは風熱で治療してもよい（「1 感冒・流感」を参照）

（2）病証名：血虚湿症

　例）K̃＞J̃　①

　　　手足の寒熱：手足ともに温かい

　　　手足の要穴：肝経　　太衝（兪）、中封（経）

　　　　　　　　　腎経　　太谿（兪）、復溜（経）

　　　　　　　　　胆経　　足臨泣（兪）、陽輔（経）

　　　　　　　　　膀胱経　束骨（兪）、崑崙（経）

　　　兪穴・募穴：章門、肝兪

（3）病証名：気虚寒湿

　　手足の寒熱で証を決める

　　　　　　　手足ともに熱い＝風熱（井、滎）

　　　　　　　手は不定、足は冷たい＝風寒（井、合）

　　　　　　　手足ともに温かい（脉数）＝風燥（井、滎）

　　　　　　　手足ともに温かい＝表寒（経、合）

　例）K̄＜J̄　④

　　　手足の寒熱：手足ともに温かい

　　　手足の要穴：肺経　　少商（井）、魚際（滎）

　　　　　　　　　胆経　　足竅陰（井）、侠谿（滎）

　　　　　　　　　小腸経　少沢（井）、前谷（滎）

兪穴・募穴：期門、巨闕

【対症療法】（１）～（３）共通
- 患側の経脈の流注に沿って皮膚鍼各々５回程度。
（鍼の持ち方は「31　小児鍼」を参照）
- 百会に点灸３～５壮

【注意】
労倦の場合は事故などの影響だと考えられる。医療機関への受診を勧める。

15　面痺（歯痛・三叉神経痛）

　それでは、三叉神経痛というか、歯の痛みとか、そういう顔面の痛みですね。いろんなことやって。まあもちろん薬も飲むし、それでも治らない。で特徴は、歯の痛みも三叉神経痛も発作があるということですね。しかもそれが夜起こる可能性が非常に高い。もちろん眠れないんですね。最初は痛み止め飲んで治まる。その後だんだんそれが効かなくなってくる。神経内科へ行ってブロックやるんですね。それでもその時は治まりますが、発作が始まるとだんだん頻繁になってくる。そしてついにブロックも駄目ってことになると、今度はさっき言った口眼喎斜みたいな顔面麻痺も起こってくる。で、痛みの病気の中で三叉神経痛の痛みが一番ひどいんです。もう、カミソリで切りますからひどい人は、顔面を。そのくらい強烈。

　僕の妹が三叉神経痛になったのは、親父が亡くなって葬式が終わった晩からなんです。親戚の人が救急車呼んで、歯医者かな、連れて行った。女医さんが夜中起こされて相当頭に来たみたい。僕も夜中起こされると頭に来ますけど、その人も僕なりの人で、頭に来ちゃって、どなりつけたんですね、妹を。「なによこんな遅い時間に起こして、こんな痛みなんてほっといたら治るのよ！」。そう言われたとたんにピタッと治っちゃった、ってのがあるんですね。そういうもんなんです、三叉神経痛というのは。そういう所があるんです。

　僕も何人も経験しましたけど、三叉神経痛で来院した患者さん、僕が問診している間に発作が起きた。その人何をやったかというと、ピシーンと自分の顔を叩くんですよね。ピシーンと叩いてしばらく様子を見て、またピシーンと叩くんですよ。叩くことで治まる、一時的に。そういうもんですね。難治性のものもかなりある。

　それから三叉神経痛の患者が連続してきました。それは紹介紹介で来るんですけど、その人の職業が決まっている。何かというとガードマン。夜警ですね。夜仕事している。昼間寝ている。昼夜逆転の仕事。

　で、その三叉神経痛、まあ僕、結構得意な病気になったんですけど。これ血虚湿の肝虚がいい。それは口眼喎斜と同じですね。この血虚湿の肝虚で三叉神経痛を起こしていたら、これは必ず治る。

　で、標治法が問題。今も一人いるんですけど。その人がブロックやっても何をやっても三叉神経痛が止まらない。それで僕が短鍼ってあるでしょ、頭痛の置鍼に使う、あれを５ヶ所に入れたんです。週２回来ますから、置鍼し

てそれを絆創膏で貼って止めて週2回取り替えるわけです。それをやっておかないと発作が起きちゃう。三叉神経痛のどの枝が痛いかを聞いて全部やっている。上関、頬車、顴髎。まあこれなんですけど。あと浮白、風池、天柱、角孫、問題の多い所ばかりだな、ツボの解釈にね。それからこれは頭維。これは長いの入れておきますね。

　本間祥白先生も偏頭痛持ちだったりするから、よく上の歯が痛んで、あるいはここの三叉神経痛みたいのをよく起こした人で、この頭維をかなり使ったんですね。で、僕は歯の痛みの時には頭維よりも上関のほうがよかった。鍼灸師というのは自分で効くとそこをやたらに使いたがるもんなんですよ。そういうものなんですね。でも頭維もいいんですよね。場合によってはね。

　で、さっき言ったように、この歯の痛みでも三叉神経痛でも、血虚湿ならば治る。

　それからこれやっぱりそのさっきの話ではないけれど口眼喎斜と似た所があって。さっきの外邪性の風邪ですね。

　僕が風邪と言った時は、風熱、風寒とか、風がつくだけじゃなくて、表寒とか風燥とか、そういうことが全部入ってると思ってください。風邪が入っていることがあるんですね。だから初めから血虚湿だったらこれは治る訳ですが、そうじゃなくて他の脈で来て、その時にはまず風邪だと思ってやってみる。

　で、痛みですから必ず痛みを取らないと治したことにはならないんですよ。坐骨神経痛でも頚肩腕症候群、四十肩、五十肩であっても、どんな場合でも治り始めというのは、夜の痛みがなくなることです。そこから治り始めるんです。患者さんにもそう言っておくんですね。必ず夜眠れるようになることから治り始める。

　まあこれ、さっきの患者さんの話ではないけど、さっき言ったような所へ置鍼しちゃうんですね。夜眠れないことが連日続いているって言ったら置鍼しておいて、その上に絆創膏貼っちゃう。で、そのまま。置鍼している限り、発作の時間は短い。起こりますけどね。でも痛みの度合いも少ない。すぐ発作は治まって、間欠的だけど眠れるようになる。夜の痛みがなくなって、眠れるようになったのが治り始めで昼間は発作はある。昼間の発作がなくなってきたら、これは治っちゃうんですね。肝虚になったらいいし、風邪を治療して治療後に血虚湿の肝虚に戻っていけば、これは治ると。

　頭維や上関とか、こういうツボにどのくらいの深さで治療したらよいかと言ったら、5mmまで。5mm以下でもいい。とにかく短鍼が刺さって落ち

なければいい。最初に脈を診て、いきなり置鍼しちゃうんですね。僕の場合だったら10分から15分くらい。全部お灸が終わるまでがそのくらいですから、その間置鍼するということです。

　夜の発作があるうちは、ちょっとひやひやというか、はらはらしますけど、それが治まってしまえば、どのくらいで治まるかと言うと2、3回治療してからでしょうね。2、3回で治まるのが普通の経過だと思います。どんなに長い間患っていてもですよ。2、3回治療してそれで夜の痛みがなくなる。「眠れるようになりますよ」と言いたいけども言わない。言わないでおく。それがきっかけで治っていくんだから楽しみにしなさいということですね。

　歯が痛い時にも、ぜひこういうふうな所にね、やってみてください。上の前歯は顴髎を使うべきなんですね。歯が浮いているとか、歯ぐきが痛いとかいうのがありますよね。歯ぐきが痛いのは歯の痛みと違いますから。歯ぐきが痛いのは、歯と歯ぐきの間の溝が痛いんです。歯ぐきが痛いんじゃない。だからこういう歯と歯ぐきの間の溝を触るんですこうやって。「どこが痛いの」と言って患者さんに触るんです。「ここが痛い」って言うでしょ、その押して痛い所に顔の表面から短鍼で置鍼をしておくんです。これも2、3回で痛みは取れる。ただし原因が歯槽膿漏だったり、歯の問題であったりすることが多いですから、それは歯医者さんに行ってくれと言うしかないですね。歯も虫歯が原因でなっている場合、痛みは止まる。だけど虫歯は治せないから歯医者へ行ってくれと言うしかないですね。

（1996年3月）

基本の施術

（1）病証名：労倦湿症

　例）$\underline{K} > \widetilde{J}$　①

　　　手足の寒熱：手先足先ともに冷たい

　　　手足の要穴：肝経　　中封（経）、曲泉（合）

　　　　　　　　　胆経　　足臨泣（兪）、陽輔（経）

　　　兪穴・募穴：章門、厥陰兪

（2）血虚湿症

　例）$\widetilde{K} > \widetilde{J}$　①

　　　手足の寒熱：手足ともに温かい

　　　手足の要穴：肝経　　太衝（兪）、中封（経）

　　　　　　　　　腎経　　太谿（兪）、復溜（経）

　　　　　　　　　胆経　　足臨泣（兪）、陽輔（経）

　　　　　　　　　膀胱経　束骨（兪）、崑崙（経）

　　　兪穴・募穴：章門、肝兪

【対症療法】（1）〜（2）共通

- 以下のツボに5mmほど刺入10〜15分置鍼

　　　◎上歯痛　上関、頭維

　　　◎下歯痛　下関

　　　◎その他痛む場所に応じて、頬車、大迎、顴髎、陽白、浮白、風池、天柱、角孫から選択

- 夜も眠れないほど痛む時は皮内鍼

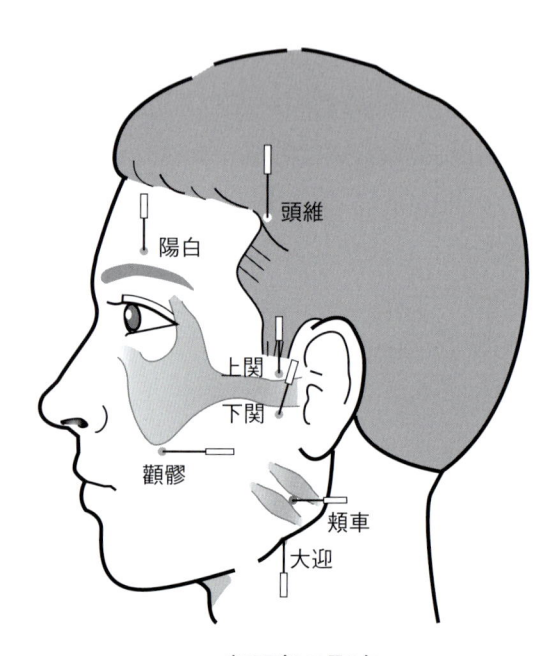

顔面部の取穴

16　喘息

　喘息ですね。喘息の症状は胸満上気と言います。特に人迎が浮いて風邪、風寒も風熱も表寒も外邪性のものは問題なく治ります。これ取っちゃえばいいんですから。意外に慢性の表寒の人なんか多いんですよね。そういう人は治るのは早いんですね。

　一番典型的なのが虚労寒湿の肺虚。この寒湿というのは痰なんです。痰の原因は肺、脾、腎の不調なんです。食べ物が口から胃に入ってきて、脾で腐熟されて気血営衛になって経脉の中を行くと考えていく。栄養分を作り出す蔵器なんです。特に腎、三焦。三焦の力によって肺と脾が食べ物を腐熟する。つまり気血を生み出すような働き。どこか1つでも不調だと痰を生む。痰というのは不完全な栄養分のことですから、停滞するんですよね。あちこち、口の中、のど、肺の管。肺の管に停滞しているのが虚労寒湿の喘息なんです。基本的にはこういうのを強くしないといけないんです。だから、肺だったら肺、脾を補う。腎だったら肺、腎を補う。脾腎の虚だったりする。つまりこういうパターンがあるんです。治りいいのはこういう状態です。

　空気を吸うと吐けないで苦しむ。吐き切っても何か胸にいっぱいあって吸えない。呼気喘息と吸気喘息がある。呼気喘息は肺、吸気喘息は腎です。両方苦しいのは滅多にない。100人に1人くらいです。来た時にどっちが苦しいか聞くんです。吐くのが苦しいと言ったら肺、吸うのが苦しいのは腎。それによって肺虚か腎虚か変えればいい。

　僕のやり方の対症療法ですけど、座らせて座位で天突に打つ。2cmくらい入れるつもりで、入れて雀啄する。本人苦しがりますけど、その時の変化も見るんです。痰がのどの奥でゴロゴロ鳴るか、急に上半身の力が抜けたり緊張がとけるんですね。また急に咳が出るとか、変化が起きるまで雀啄をやるんです。変化が起きたら止める。仰向けにして中府と気戸、これは置鍼しておいてもいいんです。発作時は仰向けにするのは苦しいですが、今は麻薬みたいのを使わなくてすむようになりました。楽になってきたら薬止めましょうと。薬をなくして治しましょう。2度と発作が起きないようにと言うんです。

　引き金になるのは温度差です。最高気温と最低気温の差が激しい時。だから季節が決まっているんです。春先か秋口、昼間と朝の温度差が激しいから。家族の中に煙草を吸う人間がいたら追い出す。煙草は喘息患者の周りでは絶

対吸わない。

　動物性蛋白質の偏食および甘い物。喘息の人は寒暖の差もそうですけど、腹いっぱい食べると発作が起きるので満腹にしないように。特に発作が起きる季節が近付いたら偏食、甘い物に注意しなさいと。特に小児喘息はそうなんです。甘い物、動物性蛋白、しかも卵食べると具合悪いんだね。一種の食中毒と考えて裏内庭のお灸をしてあげる。

　基本的に喘息は気管のむくみですから。肺の働きは水分代謝をよくする。体の中の水の流れをよくする。だから肺がちゃんと送っていないとむくみっぽくなるということが言えると思う。

　発作を起こした時、天突やりますがその時にやり過ぎないようにね。さっきの夜尿症じゃないけど、雀啄しながらほんの少しの変化でもあったら止める。欲張ると失敗する。治療室に来て待合室で待ちながらゼーゼーやってますね。発作を止めるのは劇的だから他の患者さんも喜ぶんです。

　特に子どもの喘息はね。子どもの喘息で幼稚園に入る前後の子どもには天突やるわけにいかない。その代わり夜尿症と同じで肺虚だと診ちゃう。この場合、呼吸器は肺、消化器は脾、泌尿器は腎、てんかん系統の病気は肝、と決めておくんです。呼吸器ですから肺、ここが天突だとして、天突やること以外に中府、雲門の線、気戸の線、肺、胃、腎、これを左手で皮膚の表面の変化を診ながらやるんです。天突やらなくてもかなり効果があります。左手の診断が間違わなければ。

[質疑応答]
Q　大人は天突効くんですか？

　もちろん大人は天突、気戸、中府も効きます。

Q　中府、気戸は切皮ぐらいですか？

　切皮ぐらいでいいです。天突だけ雀啄。方向も最近いろいろ考え始めちゃったんです。前は上から下だったんですけど。仰向けにさせて下の方に向かってやっていたのが、普通にして前からでも後ろからでもいいなと最近思うようになったんです。ま、どっちでもいいからやってみて。これも皮膚鍼。喘息の場合、特に小児喘息の場合は毎日です。発作がおさまるまでおさめないといけないでしょ。肺経と大腸経と脾経と胃経を皮膚鍼する。もちろん食べ物のことも聞いて、おなかいっぱい食べないように、甘い物食べないように言って。

Q　肺、大腸、脾の皮膚鍼は経に沿ってですか？

全部経に沿って補法です。脾経は下から上、肺経、胃経、大腸経は上から下。

Q　皮膚鍼で寫法を使う場合は？

　汗を出させる。発熱しちゃって、頸触ると風熱と同じでカチンカチン、そこの所を。ちょっとでも汗かいたら止める。汗かいていたら、汗がひいたら止めるようにする。それは風熱だから一発です。背中もカチンカチンだから、こうね。皮膚鍼の手をふるわせながら下へ。たたくんじゃなくてね。

（1996 年 11 月）

基本の施術

1．喘息

(1) 病証名：虚労寒湿

例) $\underset{\sim}{K} < \overline{J}$ ④

　　手足の寒熱：手は温かい、足は冷たい
　　手足の要穴：肺経　　経渠（経）、尺沢（合）
　　　　　　　　脾経　　商丘（経）、陰陵泉（合）
　　　　　　　　胆経　　足臨泣（兪）、陽輔（経）
　　兪穴・募穴：中脘、中極、腎兪

(2) 病証名：表寒、風寒、傷寒、風熱

例) $\widetilde{K} \ll \overline{J}$ ④ （肝実証）

　　手足の寒熱：手は不定、足は冷たい
　　手足の要穴：肺経　　少商（井）、尺沢（合）
　　　　　　　　肝経　　中都（郄）または大敦（井）……寫法
　　兪穴・募穴：期門、京門……寫法

(3) 病証名：気虚寒湿

例) $\overline{K} < \overline{J}$ ④

　　手足の寒熱：不定
　　手足の要穴：肺経　　太淵（兪）、経渠（経）
　　　　　　　　小腸経　後谿（兪）、陽谷（経）
　　　　　　　　胆経　　足臨泣（兪）、陽輔（経）
　　兪穴・募穴：中脘、中極、肺兪

【ポイント】
- 最初は気鬱傷寒で治療する。「(2) 表寒、風寒、傷寒、風熱」を参照

【対症療法】(1) 虚労寒湿〜(3) 気虚寒湿まで共通
- 座位で天突に1〜2cmぐらい刺入し、変化が起きたら鍼を抜く
- 仰向けで中府・気戸に置鍼（雀啄でもよい）

【ポイント】(1) 虚労寒湿〜(3) 気虚寒湿まで共通
- 呼気喘息（息を吐くのが苦しい）：肺虚で治療する

- 吸気喘息（息を吸うのが苦しい）：腎虚で治療する

【注意】
労倦湿症に変わったら気管支炎・肺炎の可能性

2．小児喘息
「31　小児鍼」を参照

17　下痢・泄瀉

　下痢と泄瀉。えーっと、下痢と泄瀉の区別というのは、泄瀉は"ツツクダシ"といって、1回ぽーんと出ちゃってそれでお仕舞い。1回ぽーんと筒下しして通っちゃって、あと気持ちよくなるというのが泄瀉。

　4回以上便が下っちゃうというのが下痢で、それで必ず裏急後重というのがあるんですね。だからトイレに行っても、帰ってくるとまた痛くて行きたくなる。それをこう、繰り返す。それが下痢なんですね。だからお腹痛くなって1回行ってドーンと出ちゃって、それで後治っちゃうというのは下痢とは言わない。それは泄瀉ですよね。で、この下痢というのは脾の病気です。だから小腸とか大腸とかの病気じゃなくて、脾の病気だから、食べた状態のまま下っていく。"完穀便"っていうんですけどね。御飯が食べたまま便になって出ちゃうっていうのは下痢の特徴なんですね。

　で、脉はですね、これは気口は浮いてても沈んでてもいいんですけど、ともかく寒湿の脾虚。で、対症療法としては臍、臍中の知熱灸ですね。それ3壮、4壮やっても構わないんで、神闕に3壮～4壮やる。

　で、注意しなきゃいけないのは水分補給です。下痢したらお粥がいいっていうでしょ。お腹壊したらお粥がいいっていうのは、あれは別に柔らかいからじゃなくて水分がたくさん含まれているから、だからいいんです。で、必ず温かい水分じゃないと駄目、冷たいのは駄目。

　たとえばコレラ、赤痢、疫痢、そういう病気の可能性があるんですが、その時は必ず熱が出ます。微熱も含めて。だから熱を持つ、熱がある、あるいは微熱がある下痢はやらない。医者、保健所、そういう所にすぐ行きなさいと言わなくちゃいけないですね。

　下痢をした人の脉は、弱くて、弱くて細々と打ってるほうがいいんです。それが下痢にとっていい脉なんだ。そうじゃなくて速かったり強かったりする脉は駄目ですよね。それは鍼灸師はやってはいけない。

　泄瀉は鍼灸の適応症です。泄瀉ってのは"ツツクダシ"ですよね。だからお腹痛くなって、どーんと下ってそれでおしまい。あと気持ちよくなっちゃう。今、冷房で冷えてなる人もいる。

　昨日も、一人午後から来た人で、あんまり強い冷房じゃなかったんだけど、その人の座ってる所が悪かったのか、腰がちょっと重いと言って治療してて、腰に灸頭鍼やってお灸やって、それで終わりかなと思った時、「先生すいま

せん、ちょっと出そうなので」って（笑）、トイレ行ったんですよね。

　男はすぐ行っちゃうんですね。女の人は我慢するんです、そういう時に。だからいつも言うように便秘と膀胱炎が多い。僕なんて治療の途中で催したらもう行っちゃいますもんね。女の人は行かないんですね。洗い物して催したって、これが終わってから行こうって。

　で、その人はすぐ行っちゃう。もう裸になってるんですよ。それも1回着直して、帰って来てすぐ弁解してましたけどね。「これ冷房のせいだ」って。でもよく起こすんですって、実際。それ1回で終わりになっちゃえば別に悪くはないですけど。それにも3種類ありましてね。虚労寒湿の腎虚、肺虚、脾虚。

　腎虚は下半身を冷やした。肺の場合は冷房かなんか入ってね、全身を冷やした。脾虚は冷たい飲み物、食べ物の取り過ぎですね。で、これが何ての、泄瀉じゃなくて小便難っていうね、淋病だとしたら、この腎の場合は下から冷やした。そのために淋病起こしてる。肺は寝冷えして淋病起こしてる。脾は冷たい物食べ過ぎて、飲み過ぎて淋病になったっていうようなことと同じなんです。

　だからたとえばこの腎だったら腰とかね、下腹部に使い捨てのカイロを入

コラム⑭　虚労寒湿の冷えのぼせ

　もう一つは冷えのぼせするでしょ。すると上はカッカしている。上なんかに汗かいている。下は冷えている。その時に上を脱ぐんだよね。そうじゃなくて、上はそのままでいいから下を温めていくというのが大事なんだね。

　冷えのぼせの場合は単に上だけじゃなく、一番わかりやすいのが、僕が診ている時に相手の手を触ってみるんです。僕の手、冷たいでしょって。相手の手が熱いので僕の手は、冷たい。足を触るでしょ。足が冷えているので僕の手が温かいんです。そういう差がある。

　その時はのどはイライラするし、何かひっかかっているし、お腹は張って、クークー鳴って、ガスが溜まっている。お腹が痛いという病気の半分は、今言ったガスです。それで、動悸するという患者の80％はガスです。ガスが胃の上部のほうに溜まって、たぶん横隔膜を通して心尖に影響するんだと思います。その時に何をしたらいいかというと、うんと冷たい水とか、うんと熱いお湯やお茶を飲ませるんですね。そうするとゲップが出て治るんです。

　のどがイライラするから、虚労寒湿の人は自分がカゼを引いたと思っている。そうじゃなくてこれは下半身の冷え。肺虚だったら全体の冷えでしょ。脾虚は冷たい飲み物でしょ。腎だったら下半身の冷えです。虚労寒湿の証がわかれば養生法がわかるんですね。

れるなりしなさいとかね。それから肺虚は上下に下着を1枚増やしなさいとか、着物を増やしなさいといった助言をする。脾虚は「冷たい物飲んじゃ駄目ですよ、温かい物食べなさい」と助言をする。

　だからまあ、泄瀉はそんなに心配する病気ではないですが、ただ習慣性になってる人が来るんですよね。わずかな冷えや冷たい物ちょっと食べるとすぐ泄瀉を起こす、っていう人が多い。そういうのも定期的に治療してる間に治まる。で、本人も注意して守るようになりますから、泄瀉の癖は治る。

（1998年9月）

🔵 基本の施術

（1）病証名：虚労寒湿

　例）K＜J　③

　　手足の寒熱：手は温かい、足は冷たい

　　手足の要穴：脾経　　　商丘（経）、陰陵泉（合）

　　　　　　　　膀胱経　　束骨（兪）、崑崙（経）

　　　　　　　　胆経　　　足臨泣（兪）、陽輔（経）

　　兪穴・募穴：中脘、中極、腎兪

（2）病証名：気虚寒湿

　例）K＜J　④

　　手足の寒熱：不定

　　手足の要穴：肺経　　　太淵（兪）、経渠（経）

　　　　　　　　小腸経　　後谿（兪）、陽谷（経）

　　　　　　　　胆経　　　足臨泣（兪）、陽輔（経）

　　兪穴・募穴：中脘、中極、肺兪

（3）病証名：血虚湿症

　例）K＞J　①

　　手足の寒熱：手足ともに温かい

　　手足の要穴：肝経　　　太衝（兪）、中封（経）

　　　　　　　　胆経　　　足臨泣（兪）、陽輔（経）

　　兪穴・募穴：章門、肝兪

【ポイント】
- 過食によるもの

【対症療法】（1）虚労寒湿〜（3）血虚湿症まで共通
- 下痢には臍中の知熱灸、もしくは水分穴の知熱灸
- 食中毒の場合、裏内庭のお灸が熱くない。熱くなるまで点灸
- 食中毒で湿疹が出た時も裏内庭に点灸

【ポイント】（1）虚労寒湿〜（3）血虚湿症まで共通
- 温かい水分の補給が大切（おかゆなど）

- 下痢は中焦の、泄瀉は下焦の病

【注意】
- 虚労寒湿、気虚寒湿で脾虚の時は食中毒の可能性がある

18　便秘

　えーとね、我慢しないこと。まず、特に女の人は。男はさっき言ったように我慢しませんので。男が便秘したら虫垂炎とか変な病気ですよ。男の便秘は悪い病気です。で、女の人の便秘っていうのは問題で、これ我慢するんですよね。だから我慢しないようにすること、させること。だからもう、便意を催したらすぐ行くようにと言って、その後はだいたい下剤っていうか、便秘の薬飲んでますからそれを少しずつ減らす。出したら減らす、出したら減らすっていうふうにして薬をコントロールしていくことなんですね。でもまた我慢したらなっちゃいますからね。だから便秘っていうのは本人の不摂生の病気なんですね。

　ともかく我慢させないっていうことが基本です。だから電車の中で催したら次の駅でやる、洗い物しててもやる、人と話してても席を立っちゃう、というくらいにしないと便秘は、もう生活習慣病ですよね。だからそこんとこだけ注意すれば本人の努力で治りますよ。

　便秘の予後診断は、どこにもないんです。なぜかっていろいろ調べたら、皆さんもやがて本で読むことがあると思いますけど、便秘はいろんな種類が出ていて、気秘、虚秘、実秘。それぞれに症状があるんです。気秘というのは、おそらく気虚寒湿の脉状だったら治るという便秘のことです。虚秘は虚労寒湿だったら治るという便秘。実秘は外邪性の熱、風熱だったり、傷寒実熱だったりする、熱病後の便秘、これ実秘。これだったら治るっていうやつね。だから便秘だけの予後診断はないんですね。

（2007 年 7 月）

基本の施術

（1）病証名：気虚寒湿
　例）$\overline{K}<\overline{J}$　④
　　　手足の寒熱：不定
　　　手足の要穴：肺経　　太淵（兪）、経渠（経）
　　　　　　　　　小腸経　後谿（兪）、陽谷（経）
　　　　　　　　　胆経　　足臨泣（兪）、陽輔（経）
　　　兪穴・募穴：中脘、中極、肺兪

（2）病証名：虚労寒湿
　例）$\underset{\sim}{K}<\overline{J}$　④
　　　手足の寒熱：手は温かい、足は冷たい
　　　手足の要穴：肺経　　経渠（経）、尺沢（合）
　　　　　　　　　小腸経　後谿（兪）、陽谷（経）
　　　　　　　　　胆経　　足臨泣（兪）、陽輔（経）
　　　兪穴・募穴：中脘、中極、腎兪

（3）病証名：風熱、傷寒実熱
　　手足の寒熱：手足ともに熱い
　例）$\underline{K}\ll\overline{J}$　④（数）肝実証
　　　手足の要穴：肝経　　行間（滎）、中都（郄）……寫法
　　　　　　　　　胆経　　侠谿（滎）、陽陵泉（合）
　　　兪穴・募穴：巨闕、京門……寫法
　　　　　　　　　心兪、腎兪

【ポイント】
- 実秘（外邪性の便秘）

【対症療法】（1）気虚寒湿〜（3）風熱、傷寒実熱まで共通
- 中極に補法（患者が中極付近や足のほうに何か温かいものを感じたらやめる）

19　痔疾

　痔疾ってのがありますよね。脱肛。これは血虚湿の肝虚ですね、これはよい。血虚湿の肝虚は治りやすい。ともかく脱肛であろうが内痔核であろうが外痔核であろうが、出血するのも含めて、脈が沈んでいればいいんです、両方とも。どっちか浮いているのは具合悪い。どっちが浮いててもですよ、浮いてるのを本治法して沈んだらいいです。だけど脱肛の場合だけは沈んでいても肝虚じゃないと駄目。

　で、点灸がありますが、これはですね、頭の百会と首の下の大椎です。そこをまぁ3壮から5壮。必ずこういう血虚湿の肝虚で脱肛は100％治ります。100％、だから最初に決められるんです。人迎浮いてても気口が浮いてても、治療して血虚になれば治ります。

　まだ治療室に来られた脱肛の患者さんはいいんですよね。僕2、3回ありますけどね、握り拳くらい脱肛しているの。で、これは歩けない。それから寝るのも苦痛です。足を揃えて寝られないんです。だから僕が行った時に2人ともね、鴨居あるでしょ、鴨居のとこにロープ吊るして足上げてんの。こうやって寝てる。つまりこうできないの、痛くて。

　で、それでもこういう脈なら治るんですよ。ただし握り拳くらい出ちゃってますから、もう1つ、対症療法やんないといけない。鍼ですけど、長強に寸6の鍼を全部入れる。その時の格好があるんです。身体をエビのようにして右下か左下にして、で、これね、お尻を丸出しにしてやる必要ないんです。尾底骨の先端と肛門の間に長強ってツボがあるんです。これを仙骨に沿ってこうやって入れるんです全部。寸6の鍼を全部入れちゃう。そして雀啄しながら引き抜く。2、3回雀啄して引き抜く、それだけの話。

　そしたらこれがね、中に入っていくんですよ。ぐぐぐぐっと、肛門の中に。すると半分くらいになっちゃった。1回の鍼で。昔から有名な鍼、この脱肛に対して。

　後は補助的なものとして腰湯。腰湯ってあるでしょ。半分浸かるやつ。熱いのでも冷たいのでも駄目なんですよ、ぬるめのお湯に甘草を煎じた液を入れて、ここに腰を浸からせる。そうするとね、非常にその痛みが半減する。温まることになるし、この甘草がこの粘膜にいいんですよね。それも補助的なものとしていいんですね。

　ま、どっちにしろ何やるにしても血虚湿の肝虚じゃないと脱肛は駄目なん

です。これだったら引き受けていいです。この鍼はそんな難しくないんです。この場所は柔らかくてね、すごく鍼入れやすい所です。痛みはあんまり感じない。

　同じようなもんなんですけど、痔核っていうんですね。内痔核、外痔核、肛門からこう出てるやつですね。イボみたいな、イボ痔とも言いますけど、そういうのもありますね。イボ痔はともかく気虚寒湿か血虚湿であればよい、治ります。つまり沈んでいれば治ります。肝じゃなくても治る。肺でも脾でも腎でもともかく沈んでいれば痔核は治せます。その時に点灸は百会だけ、百会に5壮。それだけです。

　それから切れ痔は出血するだけね、ビックリするようですけど、トイレ行ったらもう便器中血だらけっていう。この切れ痔は1回医者に検査してもらいなさいって言わないといけないですね。そしてこれは単なる痔からの出血ですって言われてから治療すればよい。

　それから、こういう痔疾の病気で手術した人、それで具合悪い人はいくら治療しても駄目です。だからやめたほうがいい。あとは何回も言いますが、本治法やっても脉が沈まない人ね。

（1998年9月）

基本の施術

（1）脱肛

　病証名：血虚湿症

　例）$\widetilde{K} > \bar{J}$　①

　　　手足の寒熱：手足ともに温かい

　　　手足の要穴：肝経　　太衝（兪）、中封（経）

　　　　　　　　　胆経　　足臨泣（兪）、陽輔（経）

　　　兪穴・募穴：章門、肝兪

【対症療法】
- 百会と大椎に点灸3～5壮
- 側臥位にさせ、長強（から尾底骨の裏を沿うように）に寸6全部刺入、雀啄2～3回
- ぬるめの湯に甘草の煎じ液を入れ、腰湯

【ポイント】
- 出血するものも含めて脉は沈がよい

（2）痔核（イボ痔、切れ痔）

　病証名：血虚湿症

　「（1）脱肛」を参照

　病証名：気虚寒湿

　例）$\overline{K} < \overline{J}$　④

　　　手足の寒熱：不定

　　　手足の要穴：肺経　　太淵（兪）、経渠（経）

　　　　　　　　　小腸経　後谿（兪）、陽谷（経）

　　　　　　　　　胆経　　足臨泣（兪）、陽輔（経）

　　　兪穴・募穴：中脘、中極、肺兪

【対症療法】
- 痛みがあれば百会に点灸5壮

20　淋病（膀胱炎・前立腺肥大）

(1) 膀胱炎

　下腹部のいやな、何ていうの、感じ。それから排尿時の不快感、小便に行きたいけど、少ししか出ない。ひどくなったら排尿時に痛みを感じる。男はほとんどないです。女の人ばっかですね。尿意は頻数なんですけど、なかなか出ない。で、たいてい抗生物質飲んだりするんですね。これは虚労寒湿ならば、肺でも脾でも腎でもいいです。プラス三陰交の点灸ですね。便秘もそうなんですけど、女の人に多いのは、女の人は基本的に我慢するんです。だから便秘と膀胱炎というのは、言っておくことは「我慢するな、延期するな」っていうことですね。

　虚労寒湿だから、これも冷えのぼせしてんですよ。僕が考えるのは膀胱は湯たんぽなんです。だからその湯たんぽのお湯が冷えると出したくなる。新しいお湯をね、あったかい尿をそこに入れたくなる。だから尿意を催す。

　それで、肺虚は寝冷えです。脾虚は冷たい飲食ですね。冷えた飲食。腎虚は下半身の冷え。

　肺虚は、まず寝冷えだから、夜あったかくして寝なさいよっていうこと。それからお風呂入ったらすぐ寝なさいよ。お小水を我慢しないで、その上にあったかくして、必ずお風呂上がって身体があったかいうちに寝てくださいよと。で脾虚は冷たい物、冷たい飲み物、食べ物、果物、食べちゃいけませんよ、ということですね。腎虚は下半身、あるいは腰をカイロであっためなさいよ。とにかく。

　で、カゼ症状じゃなくても、この小便数とか足の冷えとか、お腹が張るというのは虚労寒湿特有の症状です。虚労寒湿のほかの病気でもこういうことが起こる。だから膀胱炎もこういうふうな原因でなる。もちろん疲れがある時です。寝冷えして膀胱炎になる場合もあるし、下半身を冷やして膀胱炎になる。

　膀胱炎ってのは、淋っていうんですけどね、淋病。小便難、難の病気を淋病っていうんですよね、中国医学では。で、この淋病はこの虚労寒湿が一番多くて、しかも虚労寒湿がいいんです。

（2002年3月）

(2) 前立腺肥大

　次は小便ですけど、前立腺肥大という時には淋病です。お小水がちょろちょろとしか出ない。あるいは淋瀝(れき)、ポタポタポタ、年取ってくると腹筋の力が弱くなって、力むことができなくなって、下腹部の力がなくなるんですよね。腎虚になっていくんですね。そうすると、だんだんお小水に勢いがなくなる。間に合わない。出るなと思う時に出ている、下着を濡らしたり。

　年寄りの方は腎虚ですね。年長の人。若い人は膀胱炎、尿道炎を起こしちゃう。これも冷えと我慢が原因。あと熱病の後とか、大病の後とか、その2つは腎虚になるんですけどね。虚労寒湿、これが治しやすいんですよ。前立腺肥大で手術する必要があるとか、そういう場合ですが、鬱熱っていうの。淋瀝(れき)の1つに小腸と膀胱の鬱熱だという。『医方大成論和語鈔』には、注に小腸と膀胱の鬱熱だと書いてある。

　75、6歳の男の人が最初は医者にかかっていて、手術しなくてはいけないと。手術したくない、本人はね。

　親父の治療はこうだったんです。もちろん腎虚でやるんですけど、曲骨、これでもかなり治った。身体を仰向けにして横から見た時、3寸の鍼を、斜めに曲骨の下に向かって刺して、雀啄して陰部に響いたら鍼を抜く。父の治療は前立腺肥大に対してかなり効果があるんです。

　ところがこの人、1週間に1回ずつ、1ヶ月半経っても駄目なの。治らない。効いてないんですね。

　古書読んで、『大成論』読んだら、小腸と膀胱の鬱熱だと書いてある。腎虚。これをなんとか使えないかと思って、その時初めてなんですよ僕、榮経っていう取穴したのが、その時初めて。

　鬱熱がどうして榮経なのかっていうのか疑問ですよね。その経というのは、『三因方』によると冷って状態に対応している。合穴というやつが虚損の虚に対応しているように、冷という状態に経穴は対応している。冷というのはどういう状態かというと機能の停滞です。で、榮経なんです。もちろん熱は榮なんです。

　で、どういう取穴したか、腎虚、腎の榮経、つまり、復溜・然谷。で、どうしても小腸経と膀胱経を使いたい。腎虚だったら普通は腎経補って肺経補うんですよ、その母を補うから。じゃなくて僕は変えちゃったの。つまり虚熱状態ですから、心包経と腎経と小腸経と膀胱経。それをやって2週間、2回やって医者の所に行ったんですね、そしたらね、肥大が小さくなっちゃっ

た。それでついに手術しないですんじゃった。

(1998年8月)

● 基本の施術

1．膀胱炎

病証名：虚労寒湿

例）K̰＜J̄　⑤

  手足の寒熱：手は温かい、足は冷たい

  手足の要穴：腎経　　　復溜（経）、陰谷（合）

      　三焦経　　中渚（兪）、支溝（経）

      　胃経　　　陥谷（兪）、解谿（経）

  兪穴・募穴：中脘、中極、腎兪

【対症療法】
- 三陰交に点灸　5〜7壮

【ポイント】
- 肺虚……寝冷えなど全身の冷え
- 脾虚……冷たい飲食物
- 腎虚……下半身の冷え

2．前立腺肥大

病証名：虚労寒湿、気虚寒湿

例）K̰＜J̄　⑤

  手足の寒熱：手は温かい、足は冷たい

  手足の要穴：腎経　　　然谷（榮）、復溜（経）

      　心包経　　労宮（榮）、間使（経）

      　膀胱経　　通谷（榮）、崑崙（経）

      　小腸経　　前谷（榮）、陽谷（経）

  兪穴・募穴：腎兪、心兪、中脘、中極

【対症療法】
- 曲骨から恥骨の下をくぐらせるように刺入して陰茎に響かせる

【ポイント】
- 小腸と膀胱の鬱熱と考えて榮穴、経穴を使う。気虚寒湿でも同じ取穴。

21　痛風

　治る痛風というのは血虚湿というやつですね。両方とも沈んでいて、気口のほうが強い。で、濇濇ですね。これが順なんです。肝とか心包とか腎。肝が多いんですけどね。この血虚湿はこの前に話したように、肥満・過食なんです。だから痛風っていうのはそういうことが原因でなっているんですね。で、そのタイプの痛風は治る訳です。だから血虚湿、沈んでて肝虚あるいは腎虚。

　何回も言いますけど、湿熱としたほうがいいだろうと思うんですよね。血虚湿というのは余計な栄養分が身体にあると。あるいは余計な塊がお腹にあるってことです。で、ほとんどの痛風の人は食べ過ぎです。それからしかも栄養過多というか、高カロリーのものを摂ってそれが身体の中に余ってしまう。それが尿酸値というんでしょうけど、西洋医学では。

　で、利尿剤や消炎剤やってというのはお医者さんのやり方ですけど、それをうまく治せばいいんですけど、痛風というのは本人の不摂生が第一なので、まずその高たんぱく、高カロリーの物を、とくに動物性のたんぱく。だから卵、乳製品、一切、それから肉ですね。特に牛とか豚とかそういうもの。比較的鶏肉や植物性のたんぱくはいいんですけどね。それからきのこ類。マッシュルームとかのきのこ類を制限すべきなんですね。

　摂生さえすれば、予後はすごくいいんです。で、男の人は言うことを聞かない。酒飲めなくなったら死んだほうがいいかなと、皆さん言うんだよね。そういう人は予後どうなるかというと、手に来ちゃうんです。手首、手関節から先ですね。これ手に来るようだと非常に良くない。で最後、どんなことで死ぬかというと、心臓疾患ですよね。狭心症、心筋梗塞であろうが、おそらく心臓にすごく負担がかかるのでしょうね。末梢の血管が閉塞してますから。ポンプ循環させるのに負担がかかるんだろうと思いますから。

（1996年9月）

基本の施術

病証名：血虚湿症

　例）$\widetilde{K} > \widetilde{J}$　①

　　　手足の寒熱：手足ともに温かい

　　　手足の要穴：肝経　　　行間（滎）、太衝（兪）

　　　　　　　　　胆経　　　侠谿（滎）、足臨泣（兪）

　　　兪穴・募穴：巨闕、章門

【対症療法】
- 患部が一瞬白くなる程度の軽さで、経の流れに沿ってサッと皮膚鍼
（鍼の持ち方は「31 小児鍼」を参照）
- 湧泉、火穴・原穴に知熱灸1壮
（痛みの激しい所は感覚が鈍いので、火傷にならないように気をつける）

【ポイント】

治療してから1〜2週間ぐらいで治る、それ以上日数がかかるのは本人の不摂生。

22　打撲・捻挫

　打撲も捻挫もですね、非常に鍼灸の適応症です。それで、打撲・捻挫と骨折とを分けなければいけないんですよね。骨折したのは僕ら治せませんから。治せませんというのは、痛みは楽にすることはできますけど、直接に折れたのをくっつけることはできないんですね。だから打撲・捻挫と骨折の脈がわかればそれでいいんですよね。

　打撲・捻挫は労倦湿で、肝虚。ほとんど肝。なぜかというと打撲・捻挫の場合に生ずるのは、今は瘀血、元は悪血と呼んだんですよ、瘀血ね。患部に還流していなくてはならない、あるいは循環していなくてはならない血液が溜まる、ダメージで。だから、陰血虚である労倦がいいんだということ。諸々の浮腫ということですよね、こっちの湿は。この陰血虚が大事、悪血のことなんですね。

　で、骨折のほうはですね、骨折というのは虚労寒湿の腎虚。虚労寒湿の腎虚だったら、これは骨折なんですね。だからこれは気を付けなくてはならない。

（2001年12月）

● 基本の施術

病証名：労倦湿症

例） K＞J̃　①

　　手足の寒熱：手先足先ともに冷たい

　　手足の要穴：肝経　　中封（経）、曲泉（合）

　　　　　　　　胆経　　足臨泣（兪）、陽輔（経）

　　兪穴・募穴：章門、厥陰兪

【対症療法】
- 腫れている所に散鍼（触れないほど痛かったら皮膚鍼）
- 瘀血（押して痛い所）に対しては知熱灸
- 4〜5日がピーク

【注意】
- 10日経っても痛みや腫れが引かない場合は医療機関へ
- 虚労寒湿の腎虚は骨折の疑いがある。医療機関へ（はじめ労倦でも虚労の脈に移行する場合がある）。

23　頸肩腕疾患

　まずは風熱で治療することが多いものについては「風熱で治療」との記載をしたが、頸肩腕疾患は部位的に上のほうに症状があるということで、常に風熱を頭に入れておくべきである。かといって、肩こりなど広く原因が考えられるものについては、病症等よく考え合わせて適用を決める必要がある。

(1) 肩こり

　肩こりというのは、その人が持ってる苦痛が10とすると、鍼灸で取るのは2だけでいいんですよ。2だけ。あとの8をどうするか。8のうち半分の4はその人の摂生で治る。2を取ればいいと言ったのは部分的な治療で2を取ればいい。つまり肩こりだったら肩の治療で取ればいい。あとは摂生で。ただその摂生もこっちがこういう生活の仕方をしなさいよ、あるいはたとえばこういう食べ物を取っちゃいけませんよ、あるいは寝不足は駄目ですよ。そういう生活の仕方を助言することで4は治ってしまう。あと残りの4は全体的な治療、つまり、本治法、兪募穴の使い方、そういうことでその人の自

コラム⑮　痰について

　気口が浮いているというのは虚損を示しているんですよね。虚損を示しているのは、腎とか脾の虚損なんです。気口が浮いているというのは。腎と脾が弱っていると、栄養分が活性化しない。活性化しないというのは、古典でいうと、吸収された栄養分、つまり気血が栄衛になって体中を巡れないということ。巡る働きは五蔵がやるわけだけど、基本的には後天的な気血の生産蔵器である脾と先天的な気血のものである腎の働きなのです。その両方が完璧で、はじめて気血という栄養分は、栄衛という姿になって体中を巡っていく。で、それが不完全だと、完全に活性化しない気血が体中にばらまかれてしまう。それが痰というやつです。

　人迎のほうが寒湿というのです。この寒湿は痰のことなのです。痰というのは一方では、もともと気血なのだから体中を巡る。で、不完全だから吸収されないで、あちこちに偏在するわけです。偏在するのが、時には肩であったり、頭であったり、腸の中であったりする。そうすると肩は凝る、頭は痛い、腸は下痢する。その時に本当に痰みたいな便を出してくる。「溏利」、「溏」（とう）というのは鳥の類の便。あの、ベチャっとした、ハトなんかの便がそうでしょ、ああいう便のことを「溏利」という。溏利の原因は痰です。

然治癒力に作用して治す部分が4なんです。

　皆さんも臨床やってる方は経験していると思いますけど、肩こり治すとね、余計凝らして来るんですよ。特に女の人はね。だから最初肩こりだけで来る人はおもしろくないんですよね。治せば治すほど壊してくるんです。だから、一般的に言えることですけど、肩こりだけじゃなくて女の人の病気、訴えというのは、壊しながら治すんです。ということを覚悟しなきゃいけない。今も日本の状況ってそんなに変わらなくて、家事は女の人、育児も女の人、それから最近はその他に介護っていうのが入ってくる。だからますます女の人に負担がかかるようになってるの。

（2005年6月）

(2) 寝違え

　寝違えですね。右向いたり左向いたりできない。ま、もちろん前後もありますけどね。首を回すことができない。これは原則として風熱で治療するんです。どんな場合でも。

　これ肝だとするでしょ、そしたら肝の風熱で治療するんです。で、これがもしも、労倦湿症の肝だとしたら、この寝違えの原因は昔の事故が原因になっている場合がある、つまりむち打ちの後遺症。いきなり出た、そういう可能性がありますよね。で、たいていは表寒だったり、寒湿だったり、とにかく人迎浮いてれば表寒ですけど、沈んでいれば寒湿ですよね。それで肺だったら肺の風熱、腎だったら腎の風熱、脾だったら脾の風熱でやる。慢性的な肩こりなんかはできませんけど。昨日から肩が凝ってしょうがない、なーんて言った場合にはこれ寝違えだ、という風に考えて風熱でやっちゃう。肩こりも風熱でやっちゃう。で、風熱の基本的な症状というのは項背強張るですから、つまり葛根湯の証です。陽実証が風熱です。

　だからこういう上の方の凝りは、頭痛があってもなくても構いませんから、風熱で治療する。ま、たとえば虚労寒湿の肺虚、腎虚、脾虚だったら冷えたんだよと。それから気虚寒湿だったら「頻繁な治療が必要ですよ」と、疲労がたまったんです。だいたい人間て毎日同じことの繰り返しだとあんまり疲れないんですよ。ところがね、突然イベントが起こる、それから誰かが訪ねて来る、誰かが泊まりに来る、お葬式があった、子供の遠足、そういうイベントがあるからくたびれちゃうんですね、人間て。これ表寒だったらカゼからきてますよ、と言って構わないですね。そういう風にして原因を言って本

人に節制させる、ということが大事なんですね。まあ寝違えは、もう本当に鍼灸が一番いいんじゃないですか。

(1998年9月)

(3) むち打ち症

　労倦は陰血虚、血虚は陽血虚。陰血虚の場合は血液の瘀血を取りやすい状態。血虚の場合はなかなか取れにくい。瘀血の位置が違うんだと思う。瘀血の位置が陽にあるのが労倦で、陰のほうにあるのが血虚。で、むち打ちなどはもちろんこの労倦が一番よい。当然めまいとか、話が少しそれますが、むち打ちの場合の首が痛いとか、めまいがするとかいうのはやがて取れるのです。むち打ちで一番いけないのは集中力、労働意欲がなくなることです。それを解決するのが一番大変なのです。たとえば学生は授業に出られない、いつまで経っても本が集中して読めない。社会人だと仕事が集中してできない。つまりある意味でスタミナがなくなっちゃう。それが一番怖い。

(4) 五十肩

　五十肩の話に行っちゃいますけど。これは臑痛というんですけどね。肩峰から曲池にかけてが肩臑痛と言ってもいい。前に回せない、前の方へ上げられない、あるいはこれくらいしか行かないとかね。これは肺経と大腸経の臑痛なの。横が三焦経。横に行かない。まぁ頻度から言ったら後ろに手が行かないというのが一番多いです。これは小腸経の臑痛です。この3種類に分ける。

　で、1種類とは限りませんからね。後ろ、横、こっちは行く。大腸経と肺経は大丈夫だけど、三焦経と小腸経は駄目とか、これが結構多いんです。そういうふうに混合型がある。ほとんどの鍼灸院にかかる五十肩の患者は混合型です。単純なものではない。小腸、三焦あるいは三焦、大腸と……、50代になって60代、70代になってもあるんですが、その時に郄穴、風熱でやる、と決めておくんですね。

　夜、痛くて眠れないのは1週間です。放っといたら眠れないですよ。痛くて。ではどうするかと言うと、夏でもいいからカイロを当てさせちゃうんです。それから一晩中お風呂を炊いといて痛くて眠れなかったら、お風呂に入れちゃう。お風呂入りなさいと言う。そうするとお風呂入った後は汗かこう

が何しようが、ともかく2時間は寝ます。で、また目が覚める。で、またお風呂に入るということ。そうやって、ともかく1週間もたせる。そして1週間経ったら、まず夜は眠れるようになります。夜、眠れるようになれば回復は早い。で、基本的には井・榮でやるんですけどね。郄穴を使って、たとえばこういう使い方もいいんですよ。魚際、少商やって金門を寫すでしょ。そしたら温溜も養老も会宗も寫しちゃう。手の郄穴に全部寫しちゃう。寫しちゃうと言っても、僕の場合の寫は鍼を切皮して、あと閉じないだけですからね。

(1996年5月)

基本の施術

1．肩こり

（1）病証名：気虚寒湿

　例）$\overline{K} < \overline{J}$　④

　　　手足の寒熱：不定

　　　手足の要穴：肺経　　　太淵（兪）、経渠（経）

　　　　　　　　　小腸経　　後谿（兪）、陽谷（経）

　　　　　　　　　胆経　　　足臨泣（兪）、陽輔（経）

　　　兪穴・募穴：中脘、中極、肺兪

【ポイント】

・消化しきれていない飲食（湿）の停滞（寒）

・脾虚の場合には、肩背部に強い刺激を与えない

（2）病証名：虚労表寒

　例）$\underline{K} < \underline{J}$　④

　　　手足の寒熱：手足ともに温かい

　　　手足の要穴：肺経　　　経渠（経）、尺沢（合）

　　　　　　　　　大腸経　　陽谿（経）、曲池（合）

　　　兪穴・募穴：京門、腎兪

【ポイント】

・カゼの初期、体表（皮毛、腠理）の陽気の停滞

（3）病証名：労倦湿症

　例）$\underline{K} > \tilde{J}$　①

　　　手足の寒熱：手先足先ともに冷たい

　　　手足の要穴：肝経　　　中封（経）、曲泉（合）

　　　　　　　　　胆経　　　足臨泣（兪）、陽輔（経）

　　　兪穴・募穴：章門、厥陰兪

【ポイント】

・むち打ち症、首肩の捻挫・打撲（後遺症も含む）

（4）病証名：風熱、風寒、傷寒

　例）K≪J（数）④

　　手足の寒熱：手足ともに熱い

　　手足の要穴：肺経　　少商（井）、魚際（滎）

　　　　　　　　膀胱経　金門（郄）……寫法

　　兪穴・募穴：期門、巨闕……寫法

【対症療法】（1）～（4）共通

- 頸・肩背部に散鍼
- 固い所、硬結部に知熱灸
- 頑固な肩こりには時に灸頭鍼（胸椎上で凹の部位の膀胱経一行線、他に肩外兪、曲垣、秉風の下、膏肓など）

【ポイント】

- カゼの初期

2．寝違え

（1）病証名：労倦湿症

　例）K＞J̃　①

　　手足の寒熱：手先足先ともに冷たい

　　手足の要穴：肝経　　大敦（井）、行間（滎）

　　　　　　　　小腸経　養老（郄）……寫法

　　兪穴・募穴：期門、巨闕……寫法

【ポイント】

- むち打ち症、首肩の捻挫・打撲（後遺症も含む）
- 肝の風熱で治療する

（2）病証名：気虚寒湿

　例）K̄＜J̄　④

「1．肩こり（4）」を参照

【ポイント】

- 疲労から起こる
- 風熱で治療する

（3）病証名：虚労表寒

　例）K＜J　④

手足の寒熱：手足ともに温かい

風熱で治療（「1．肩こり（4）」を参照）

【ポイント】
- 外邪が入り込んだことにより起こる

(4) 病証名：虚労寒湿

例）K＜J̄ ⑤

手足の寒熱：手は温かい、足は冷たい

手足の要穴：腎経　　湧泉（井）、然谷（滎）

　　　　　　胆経　　外丘（郄）……寫法

兪穴・募穴：期門、巨闕……寫法

【対症療法】（1）～（4）共通
- 痛みの出る姿勢をさせたまま痛む場所の虚している所に置鍼をし、いったん正面を向かせ、また元に戻す（運動鍼）。これを2～3回繰り返す
- 痛みの出ている経絡の郄穴に寫法
- 寝違えた場所が冷たかったらゆっくり、熱っぽかったら突っつくように速く散鍼
- 固い所、硬結部に知熱灸

【ポイント】
- 肺虚、脾虚、腎虚それぞれの風熱で治療をする

3．頸肩腕症候群・むち打ち症

(1) 病証名：労倦湿症

「1．肩こり（3）」を参照

(2) 病証名：気虚寒湿

「1．肩こり（1）」を参照

【対症療法】（1）～（2）共通
- 天柱、風池、大杼に置鍼
- 後頸部に知熱灸
- 手など、痺れ等のある経絡に徐疾の寫

【ポイント】
- 最初の数回は風熱で治療する
- むち打ち症の場合は痛みや痺れ、吐き気、肩こり等のほか、集中力の回

復も治療の目安になる

4．五十肩
（1）病証名：労倦湿症
　「1．肩こり（3）」を参照

（2）病証名：気虚寒湿
　「1．肩こり（1）」を参照

【対症療法】（1）〜（2）共通
- 動作痛のある所に灸頭鍼。その後抜鍼せずに運動させる
- 郄穴の寫法
　　　手を前方に上げられない…………大腸経
　　　手を横に前方に上げられない……三焦経
　　　手を後方に上げられない…………小腸経

【ポイント】
- 最初の数回は風熱で治療する
- まず夜間痛が治まることで快方に向かう

24　腱鞘炎・弾発指

　腱鞘炎は陰血虚の病気です。昔は五十肩のことを「トシウデ」と言った。この腱鞘炎のことを「コウデ」と言った。だいたい「血の道症」と言って、閉経期前後の女の人がなる病気だった。今より昔の女の人のほうがすごく手を使っていましたからね。それが一つ。

　もう一つなるのが出産後のお母さん。オムツ取り替えるようになった時期のお母さん。採乳しているお母さんに多いんですね。これが血虚と肝虚に関係があるんです。産後の身体の状態と関係があるんだね。どっちにしろ血の道の病気なのです。

　三番目が職業病です。職業病でピアニストや革製品を切ったり、縫ったりする職人ですね。鎌倉彫などの腕を使う人。それでも全部が全部なるわけでなくて、血の道というか、陰血虚が関係ある。一番治りやすいのは労倦湿で、二番目が血虚、ともかく肝虚証が治りやすい。治療して肝虚になれば治るという病気。それは全体の話。ほとんどが手首の病気で、しかも大腸経、三焦経、三焦経まで行っている人はほとんどいなくて大腸経の病気。

　弾発指ってあるでしょ。こうなったきり（指を曲げて見せる）起きない。起きたら曲げられない。腱を腱鞘にくぐらせる時にパッチンパッチンひっかかる。弾発指というのは湿熱なんですよ。

　弾発指って触るとふくらんでいるでしょ。ここの前後に短鍼を置鍼して、この短鍼を灸頭鍼代わりにしちゃう。親指だったんですけど、ここに鍼を立てるって結構大変なんです。寝ちゃいます。でもこの短鍼は軽いので1mmくらい刺せば立っています。そこに艾をつける。それから弾発指は得意なんです。

　弾発指も使い過ぎが原因でね。まず使わないようにするのが大切なんです。

　腱鞘炎、これも使い過ぎです。これもやっぱり灸頭鍼をやるといいんですね。置鍼するか灸頭鍼するか。腱鞘炎って触るとわかるんですけど、コリコリしている。コリコリしている所にお灸する。柔らかい所は置鍼するというのが治療の原則です。肝虚なら治る。

（1995年11月）

● 基本の施術

1．腱鞘炎

病証名：労倦湿症

　例）K＞J̃　①

　　　手足の寒熱：手先足先ともに冷たい

　　　手足の要穴：肝経　　中封（経）、曲泉（合）

　　　　　　　　　胆経　　足臨泣（兪）　陽輔（経）

　　　兪穴・募穴：章門、厥陰兪

【対症療法】
- 患部に散鍼、知熱灸
- 腱を触って凹か、軟らかい部位に切皮程度で置鍼してもよい

【ポイント】
- できるだけ手を使わないようにアドバイス

2．弾発指

病証名：血虚湿症

　例）K̃＞J̃　①

　　　手足の寒熱：手足ともに温かい

　　　手足の要穴：肝経　　行間（滎）、太衝（兪）

　　　　　　　　　胆経　　侠谿（滎）、足臨泣（兪）

　　　兪穴・募穴：章門、巨闕、肝兪

【対症療法】
- 引っかかる指の関節の上下に短鍼で灸頭鍼

25　腰痛

「どんな具合ですか？」と主訴を聞きます。そうすると、たとえば「腰が痛い」、「首が痛いんだけど」と答えますが、その時に「どこが、どのように、どういう時に痛いのか」って聞かなきゃいけない。腰だって広いですからね。おしりのほうに痛みが走る人もいるし、背中に上っている人もいるし、脇にきている人もいるし、片っぽだけの足にきている人もいるし、それから夜痛い人もいるし、歩いている時に痛い人もいるし、立ったり座ったりする時に痛い、朝起きる時に痛い、体を捻る時に痛い、首上げる時に痛い、それだけ種類がある。どのように、つまり動作をする時に痛いのか、じっとしてる時に痛いのか、「痛い」ってそれだけじゃ駄目なんだよね。

動作する時だけ痛いって言ったらこれは筋肉の病気だなと、おおざっぱに考える。夜間痛い、寝ている時に痛い、これは神経痛様の痛みなんだと考える。それから朝起きる時に痛い、体を持ち上げる時痛い、これは凝りがあるんだな、と考える。腰が痛いだけでもそれだけ考えなきゃならない。

朝身体を起こす時に痛いのはもうすでに治療法がある。大腸兪に灸頭鍼やればこれは治る、とめどがつく。それから夜痛くて発作があって、坐骨神経痛様だったら胞肓あたりに響かせればいいんだなっていう治療法がある。動作する時に痛いのは背骨の一番骨の引っ込んでいる回りに鍼を置鍼しておいて、ある運動をさせればいいんだなと、治療法のために問いが出てくるわけなんです。どの治療法を選んだらいいかっていうために質問しているんです。それが主訴を聞く時の要領なんです。

（1998 年 8 月）

(1) ぎっくり腰

ぎっくり腰というのは、腰の捻挫ですから、労倦湿が一番いいんです。労倦湿ならば必ず治ると言ってあげていいですね。その通り治りますよ。だいたい 1 回、2 回。

こういう女の人がいたんです。、僕の所にぎっくり腰で来たんですね。僕が治療して終わって、「はい、大丈夫これで」って言ったら、「あのー、先生、私本当に腰が痛かったんでしょうか」って。痛かったからここに来たんじゃないかって。そのくらいすごい見事に治っちゃう。

> **コラム⑯**
>
> ### ぎっくり腰の季節
>
> 　春先と秋口っていうのはギックリ腰が多いんですよ。それはなぜかっていうと、夏型の身体になる、冬型の身体になる、境目だからです、準備だからなんですね。非常に不幸な人がね、今年と去年、同じ3月25日にギックリ腰になった。そういう人もいるんですね。

　1回か2回で治らないのは、本人が悪い。何かやったんです。ぎっくり腰は滑ったり転んだりしたらだめなんです。ぎっくり腰治療しても滑って転んだら元に戻る。この間も僕が治療した後に、学校の先生でスキーに行った。スキーって滑って転ぶじゃない。そしたらまた悪くなってきた。それも治しましたけどね。そういうことを注意すればぎっくり腰はもう大丈夫。

　ただぎっくり腰と言いながら、すごい病気がありますからね、それはとてもじゃないけど甘く見ちゃ駄目です。変な病気がありますから。腫瘍だったりしますので。それは注意しないといけない。

（2007年7月）

(2) 不可俛仰（ふぎょうすべからず）

　仰向けにもなれない、足も伸ばせない。それは一番多いのは虚労寒湿ですね。虚労、つまり老化ということ。虚労というのは一種の老化のこと。ある意味、人間は一生の間老化していくわけ。そりゃ、プラスの老化かマイナスの老化かで若いか、年寄りかということになる。

　この虚労というのは、いつも言ってるように、消耗ですよね。だから高い熱、大熱の後、お産の後、大病の後、これはみんな虚労になる。この虚労寒湿の腎虚というのが産後の脉のことなんです。産後は虚労になる。で、虚労がずっと続けば産後の肥立ちが悪いっていうんですか、回復が遅いとか、まっ、そういうことです。

　で、不可俛仰、ふぎょうすべからずというのは、仰向けにもうつ伏せにもできない。それが虚労寒湿なわけです。だからこれはだいたい年寄りの病気、あるいは病後の病気のことなんですね。

　で、それをやるのには三焦兪と京門と大腸兪も、これ灸頭鍼やるんですね。全部いずれも灸頭鍼。仰向けにできないのに脉がわかるかって、うつ伏せで脉取っちゃえばいいです。で、仰向けになれないうちは正確な本治法できま

せんから、ともかくうつ伏せにさせて、うつ伏せっていったって足伸ばせないでしょ、こうね、お辞儀するような格好、正座して体を前に倒す、っていうだけ。うずくまるような体勢でこの灸頭鍼やるんです。で、灸頭鍼終わって、まあ3回くらい治療する。そうすると足が伸びて仰向けにもなれるようになる。ゆっくり寝ることですね。そしたら本治法やればいいし。普通の治療ね。起き上がることはできませんから、座らせて肩なんかこんな時やる必要ないです。肩こってるって言ったってやる必要ないんです。もう本治法やって、灸頭鍼だけやる。そうするとどんどん回復していきます。

この前も言ったように、これ最近の発見なんです。お年寄りが続けて何人か来たので。それで『鍼灸資生経』見て、普通は大腸兪なんですよね、ほとんど腰痛ってのは。大腸兪の灸頭鍼だけで片付くんですけど、この俛仰すべからずは、三焦兪と京門を加えないと駄目なんですね。

(1996年6月)

(3) 坐骨神経痛

うちの父は、鍼の治療というのは運動器疾患で言えば、もう坐骨神経痛で始まって坐骨神経痛で終わるんだと言っているんです。そのくらい難しいと言っているんですよね。確かに難しいのがどんどん来ますけどね。

この坐骨神経痛、これは、中国伝統医学的にいうと気の滞りです。しかもこの痛みは経に沿ってきます。経絡に沿って。一般的には膀胱経。腰からの膀胱経になりますよね。それから胆経が痛むこともある、胃経が痛むこともある。それが3つ同時にくることもある。

夜寝られない、これが非常に厄介なんですね。で、実は、この坐骨神経痛が治るということは夜間痛がとれることから始まる。そういうことを覚えておく。

で、この気が滞る、気滞だと、夜間痛を持った神経痛というのは気滞だということは、ずいぶんあとから僕、本で見たんですよね、中医学の本で。だけどその前に、気虚寒湿の肺虚または腎虚、この脈だったら絶対治る。これは必ず治る。それから他の脈をしてても治療して気虚寒湿になれば治るんです。

で、どういう治し方をするかと言ったら、坐骨神経痛に用いる鍼というのは僕の使う鍼の中で一番長いんです。三寸あるんです。三寸の二番鍼。それをですね、これ気虚でしょ、だから気滞る。で、この気、滞ったのを通じさ

せればいいんです。疎通させればいいわけです。つまりその疎通の鍼が三寸の長さなんです。全部入れる必要はなんにもないんで、どういうふうにやるかというと、胞肓とか秩辺とかがこの辺にありますね、殿部の（自分のお尻を指しながら）こういうところ。この両方にくることはまずないんです。皆無といっていい。両方にきていたら、これはもっと悪い病気なんです。脊柱管狭窄症とかそういう悪い病気です。脊柱管狭窄症、途中で歩けなくなっちゃう、しばらく止まっているとまた歩けるようになる。そういう跛行を繰り返すんですけどね。それは両方にきます。これはやっちゃぁ、いけません。鍼灸の適応外。

　どっちかにきているもんです、右か左か。どっちにきたのがいいかという問題ではない。左にきたら左側のここら辺をやる。その時に圧痛がありますから触って、それでしかも周りと違ってちょっと引っ込んでいる、要するにツボ、ここらにあります、必ず。右の坐骨神経痛だったら、このツボに向かって下のほう、透天涼をやります。透天涼をやるというのは、ゆっくり刺していきますね。で、何を狙うかといったら、ともかくいったん響いたらすぐ引き上げる。それまでは雀啄を繰り返す、ゆっくり入れてすっと抜く、ゆっくり入れてすっと抜く。で、全部入れてもかまいませんから、「響いたら言ってくれ」と。そしたらもう、こっちの足のほうにびぃーんと響きます。1回響いたらそれで止める。

（2001 年 12 月）

基本の施術

1．腰痛
（1）病証名：気虚寒湿
　　例）$\overline{K}<\overline{J}$　④
　　　　手足の寒熱：不定
　　　　手足の要穴：肺経　　太淵（兪）、経渠（経）
　　　　　　　　　　小腸経　後谿（兪）、陽谷（経）
　　　　　　　　　　胆経　　足臨泣（兪）、陽輔（経）
　　　　兪穴・募穴：中脘、中極、肺兪

【ポイント】
　・冷えや疲労が原因のことが多い。腎虚なら歩きすぎ。肺虚なら肩・背中の凝りが腰にまで及んでいるなどが考えられる。

（2）病証名：虚労寒湿
　　例）$\underset{\sim}{K}<\overline{J}$　④
　　　　手足の寒熱：手は温かい、足は冷たい
　　　　手足の要穴：肺経　　経渠（経）、尺沢（合）
　　　　　　　　　　小腸経　後谿（兪）、陽谷（経）
　　　　　　　　　　胆経　　足臨泣（兪）、陽輔（経）
　　　　兪穴・募穴：中脘、中極、腎兪

【ポイント】
　・老化や骨の問題が考えられる。

（3）病証名：労倦湿症
　　ぎっくり腰と同じ治療を施す（「2．ぎっくり腰」を参照）

【ポイント】
　・筋に過剰な負荷がかかったことが多い

2．ぎっくり腰
　　病証名：労倦湿症
　　例）　$\underline{K}>\widetilde{J}$　①
　　　　手足の寒熱：手先足先ともに冷たい

手足の要穴：肝経　　中封（経）、曲泉（合）
　　　　　　胆経　　足臨泣（兪）　陽輔（経）
兪穴・募穴：章門、厥陰兪

【対症療法】
1　腰椎の上（督脈上）を触ってみて、一番凹の所を見つける。その椎の両側脊際で軟らかい所に短鍼を置鍼
2　1の外側で膀胱経の筋の軟らかい所と固い所の境目にさらに短鍼を置鍼
3　鍼を置鍼したまま腰の運動鍼（図参照）
　a）伏臥位で、左右から腸骨を支えて数回ローリングする
　b）寝ている姿勢から、手を後ろにずらしながら身体を起こし、そのまま腰を後ろにおろして正座の状態になってもらう。背筋をできるだけ伸ばさせる
　c）再び手を使いながら身体を前に倒し、伏臥位に戻る
　d）a）〜c）を3回繰り返す（繰り返すうち、痛みが軽減する）

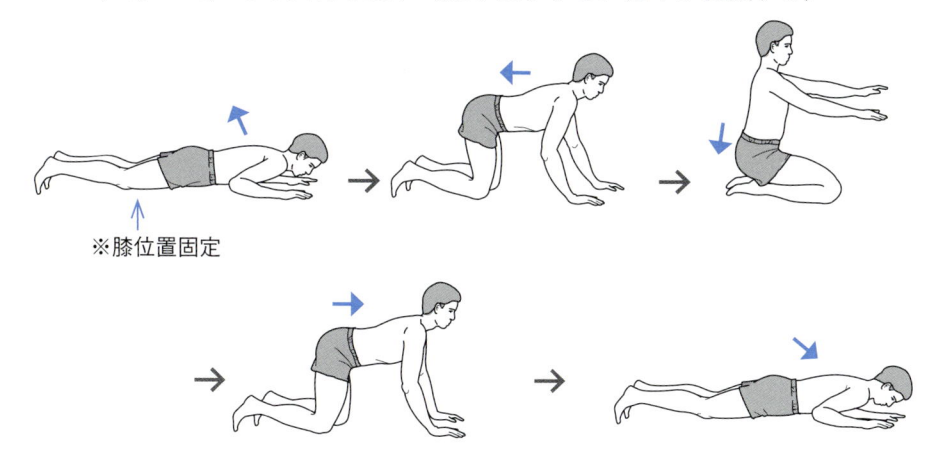

※膝位置固定

※身体を起こす時、また倒す時に、膝の位置は動かさないようにする

3．不可俛仰
できる姿勢のまま、京門・三焦兪・大腸兪に灸頭鍼

【ポイント】
- 治療は連続して4、5回、長くても2週間

4．坐骨神経痛
（1）病証名：気虚寒湿
　例）$\overline{K} < \overline{J}$　④

　　　　　手足の寒熱：不定
　　　　　手足の要穴：肺経　　　太淵（兪）、経渠（経）
　　　　　　　　　　　小腸経　　後谿（兪）、陽谷（経）
　　　　　　　　　　　胆経　　　足臨泣（兪）、陽輔（経）
　　　　　兪穴・募穴：中脘、中極、肺兪

（2）病証名：気鬱傷寒
　　例）K̃≪J̄　④　肝実証
　　　　手足の寒熱：手は不定　足は冷たい
　　　　手足の要穴：肺経　　　少商（井）、尺沢（合）
　　　　　　　　　　肝経　　　大敦（井）または中都（郄）……寫法
　　　　兪穴・募穴：京門……寫法

【対症療法】（1）〜（2）共通
- 患側の胞肓から坐骨神経に沿って3寸の鍼でゆっくり刺入し、1回だけ響かせ、すばやく抜鍼する

【ポイント】
- 経過としてまず夜間痛が取れてくる

26　股関節痛

　股関節の痛みですね。もちろん打撲したり、あるいは捻挫したりということが原因なんですけど。まずね、階段の上り下りを急に頻繁にやることになっちゃった人とか、それから万歩計を付けて、万歩歩かなきゃなんないって自分に義務付けて毎日万歩歩いて股関節痛めちゃうとか、3階を増築するんで職人さんに毎日のように何か運んでいく、とかでなる。

　脉はまず労倦。打撲捻挫の類ですね。労倦湿。それから次がさっき言った気虚寒湿の腎虚、これ歩き過ぎです。階段の上り下りもそうなんですけど、これは断然女の人に多い病気。ともかく重い物持って買い物行きますしね。保険の外交やる人は紙持って歩くし、あれ重いですからね。そういうのにこの灸頭鍼がすごくいいんです。

　股関節、大腿骨が腸骨にくっついていますよね、それがずれてたり、時には骨頭に骨折があったりする場合がありますから。一応股関節痛いって来たら、整形外科行って調べてもらう。で、これはもう打撲、捻挫に対してはただ湿布、それから骨折していない限り整形外科では固定はしないし、痛み止めやるだけだから積極的な治療というのは鍼灸でやるしかない。股関節の病気で灸頭鍼は環跳にやりますけど、あと押して痛い所、硬い所に知熱灸やる。両方とも一緒にやらないとね、押して痛い所ですね。圧痛のある所です、知熱灸ね。

　自発痛がある場合があるんですよ。自発痛の場合はね、環跳響かすといいんです。ゆっくり入れて早く抜いて響いたら言ってくれと。で、明らかに動作痛じゃなくて、自発痛だから神経痛の類なんでしょうね。

（1998年9月）

基本の施術

（1）病証名：労倦湿症

　　例）K＞J̃　①

　　　　手足の寒熱：手先足先ともに冷たい
　　　　手足の要穴：肝経　　　中封（経）、曲泉（合）
　　　　　　　　　　胆経　　　足臨泣（兪）、陽輔（経）
　　　　兪穴・募穴：章門、厥陰兪

（2）病証名：気虚寒湿

　　例）K̄＜J̄　⑤

　　　　手足の寒熱：不定
　　　　手足の要穴：腎経　　　太谿（兪）、復溜（経）
　　　　　　　　　　三焦経　　中渚（兪）、支溝（経）
　　　　　　　　　　胃経　　　陥谷（兪）、解谿（経）
　　　　兪穴・募穴：中脘、中極、肺兪

【対症療法】（1）〜（2）共通
- 自発痛のある場合は環跳に刺鍼、響かせる
- 環跳の灸頭鍼
- 圧痛部に知熱灸

【ポイント】
- 発症してから時間の経ったものは治りにくい
- 1回で治るものは再発する

27　変形性膝関節症

　多いですよね、膝の病。特に女の人。で、膝の悪いのと甘いものとの関連というのはね、どうもわからなかったんですよ。最初はね。で、それから野菜サラダみたいなのもよくないです。何でそれがわかったのかというと、連続して膝の悪い人が次から次へと紹介されてきた。その職業が全員お茶なんです。お茶の先生。正座してやるし。そういうせいもあるかもしれないけど。

　お茶の先生じゃなくたって膝の悪い人聞くと全員甘いもの好き。で、果物は甘いもののうちに入ってないんですよ、みんな。女の人の頭の中、とくに中年以降だとまぁ、60以上の人、果物がすごくいいと思っているんですよね。何でかというと、戦争を経験しているから。全然糖分なかったですからね。で、その記憶があるもんだから、すごくいいものだと思ってる。ビタミンC伝説っていうのがあるでしょう。ビタミンCはいいんだけど、糖分は悪いんだよ。だから膝の悪い人には、必ず糖分を制限させる。

　まずね、虚労寒湿ですね。これは変形性の関節炎だと思っていい。変形性関節炎。変形性の関節炎ってどう見分けるかというと、仰向けにするでしょう。仰向けにした時に膝の下、つまり委中。委中がぴったりベッドについていればこれは変形はないと、言える。たいていは上がっちゃってる。だから、まあ20代、30代の人が、今から変形しないように糖分を気をつける。

　それからもう一つはお皿を動かしてみる。変形すると、これ、ぎこちなくなる。左右にぎこちないとか、上下にぎこちないか。制限されている。変形しているやつはね。

　それからもう一つは、仰向けになってもらうでしょう。足先見るんだよね。足先の角度。外旋している。これが楽なのはね、内側がやられているの。それから内旋しているのは外側がやられている、という区別ができる。

　虚労寒湿というのは、一種の老化現象なんです。膝の老化、骨の老化、筋肉の老化って言っていいんですね。虚労寒湿の場合。だから20代であろうと、虚労寒湿である程度膝の変形があれば、あんたの膝は50代って言ってあげたほうがいいですね。虚労寒湿これ、腎虚が一番いいです。肺虚も脾虚もありますけどね。で、脾虚になるとこれは本当に糖分でやられている。糖分の摂り過ぎなんですね。

　労倦湿の膝の病気があります。これはね打撲の後遺症なんです。打撲、捻挫の後遺症。過去に転んで膝を打ったとか、あるいは自転車に乗っていて倒

れたとか。これは変形性よりも治りいいですね。比較的早く治ります。変形がないから早く治りますね。

　それから三番目が気虚寒湿と血虚湿だよね。この2つ、これは肥満が原因。急に太りだしたとかね、そういう状態の後に起こる。

　これ、「肥満が悪い」と、膝の病気をどうしても治さなくてはならないという患者さんに言うべきですけど、それはなぜかと言うと、年とってから大事なことというのは、頭と目と足なんですよ。頭やられたらおしまいでしょう。目やられたら楽しみない。本読めない、テレビも見られない、人の顔も見られない。足やられたら出掛けられないんですよ。旅行とか散歩とか、そういうことができないんですよ。頭と目と足、これが大事なんです。老後になればなるほどね。だから治しなさいと言ってるの。「じゃあ、今日は完全に治しましょう」と言わないといけない。

　治療法ですけど、これはももですね。ここに膝の皿がありますよね。右足でも左足でもいいですよ。右足にしましょう。お灸はまず膝眼。知熱灸ですね。上梁丘。梁丘ってだいたい2つあるんだけど、これは銅人経の梁丘なんですよ。それから委中、後ろですね。これはお灸の基本穴。たとえば内側が痛い場合、足先が外側を向いている。横から見たら普通ですね、ここに曲泉があります。曲泉からまっすぐ前へ線を引いて、脛骨内側顆がここにありますよね、これとぶち当たって交差するところを斜め前から灸頭鍼。それから同じように外側ね。外側に下腿の骨と大腿骨の関節部、陽関、これはまっすぐでいいんですね。まっすぐ灸頭鍼。

　さて、外側。外側が痛い。降りる時に痛い。曲泉に灸頭鍼をやってもいいですよ。膝眼に灸頭鍼をやってもいい。それから犢鼻があります。犢鼻に灸頭鍼でもいいかな。かなりの確率で、膝の病気は適応症ですね。鍼灸のね。ただしさっき言ったように摂生しないと駄目ですね。

（1996年9月）

コラム⓱ 父・恵理から受け継ぐ治療

　これは肝虚ですから、曲泉、陰谷、中封、復溜、三里、解谿、曲池、陽谿。それは、親父が肺結核に使ってる選穴法。親父はね、蓄膿症とそれから肺結核、得意だったの。で、その本治法を見ていると、蓄膿症は気虚寒湿で、肺結核は労倦虚風の肝虚。親父の場合、蓄膿症は使ってるツボは何かって言うと、経渠、太淵、合谷、前谷、それから陽輔、臨泣。これは、気虚寒湿の肺の取穴なんです。それが一致するんです。親父の取穴とね。脾虚と肺虚は、兪経なんです。腎と肝は、経合経合なんです。そうでしょ、つまり陰の蔵の虚に対しては経合、陽の蔵の陽虚に対しては兪経を使ってる。

参考：井上恵理先生の治療
手足の要穴：
　肝経　　　中封（経）、曲泉（合）
　腎経　　　復溜（経）、陰谷（合）
　大腸経　　陽谿（経）、曲池（合）
　胃経　　　解谿（経）、足三里（合）

基本の施術

（1）病証名：虚労寒湿
　例）K̰＜J̄　⑤
　　　手足の寒熱：手は温かい、足は冷たい
　　　手足の要穴：腎経　　　復溜（経）、陰谷（合）
　　　　　　　　　小腸経　　後谿（兪）、陽谷（経）
　　　　　　　　　胃経　　　陥谷（兪）、解谿（経）
　　　兪穴・募穴：中脘、中極、腎兪

（2）病証名：労倦湿症
　例）K＞J̃　①
　　　手足の寒熱：手先足先ともに冷たい
　　　手足の要穴：肝経　　　中封（経）、曲泉（合）
　　　　　　　　　胆経　　　足臨泣（兪）、陽輔（経）
　　　兪穴・募穴：章門、厥陰兪

（3）病証名：気虚寒湿
　例）K̄＜J̄　④
　　　手足の寒熱：不定
　　　手足の要穴：肺経　　　太淵（兪）、経渠（経）
　　　　　　　　　小腸経　　後谿（兪）、陽谷（経）
　　　　　　　　　胆経　　　足臨泣（兪）、陽輔（経）
　　　兪穴・募穴：中脘、中極、肺兪、

（4）病証名：血虚湿症
　例）K̃＞J̄　①
　　　手足の寒熱：手足ともに温かい
　　　手足の要穴：肝経　　　行間（滎）、太衝（兪）
　　　　　　　　　胆経　　　侠谿（滎）、足臨泣（兪）
　　　兪穴・募穴：巨闕、章門、肝兪

【対症療法】（1）〜（4）共通
　・膝の周りに散鍼

- 内外膝眼、委中、膝の真上（銅人経の梁丘）に知熱灸
- 仰臥位で足の開き方によってツボを選び灸頭鍼

　　　　足先がハの字に広がる……肝経型：膝関・曲泉

　　　　足関節の内反・外旋……胆経型：陽関

　　　　第一指のみ背屈……脾経型：陰陵泉

　　　　足関節の背屈・底屈……胃経・膀胱型：足三里・委中

【ポイント】
- 風呂の中で足を伸ばし、膝を上から2〜3回軽く押さえる運動をさせる
- 内側の痛みには三陰交に点灸を加える

【注意】
- 膝に発赤や腫れがある時は灸頭鍼はしない
- 甘食していると灸頭鍼で症状増悪することあり

28　調経

　調経って言葉がありますけれど、「経」は月経のことです。つまり、およそひと月ぐらいの間経ってやって来るものが月経ですよ。29日で。で、それを整える。つまり今、月経困難症とかいろんな病気ありますよね。それから生理が全くない。一生生理がない、一生って、初潮もない、それから生理が終わるっていうこともない。それを一生やることを「暗経」というんです。それから、1年のうちに1回しかないものを「虚経」というんです。まあ、そういう字が決まってるんです。で、生理を整えておくことの一番の適応が、鍼、灸なんですね。

　で、なぜそういうことが必要かというと、もちろん月経困難症もそうだけど、不妊というのは結婚して少なくとも2年以上子どもを妊娠しない場合をいうんですが、僕らがやることはどこまでかというと、ちゃんと月信、つまり月の便りですね、ひと月に一回ずつきちんと生理があって、それから基礎体温がちゃんとグラフ通りに描かれていて、痛みがない、仕事を休むことがない。そういう状態を作り出すことまでが僕らの仕事。で、実際に妊娠するかどうかは神様が決めることなんです。だから、生理を正常にしておくことが僕らの仕事なんです。

　生理が始まる時には、だいたい1週間か10日ぐらい前に脉が変化するんです。で、生理がちゃんと来るようにしなきゃならないんですけど、何しろみな目茶苦茶ですからね。25日から29日が正常だと思いますが、そういう人は滅多にいないんで。月経困難症を起こした人なんかは、ともかく生理が始まるだろう1週間前に1回治療すればいいんです。

　で、生理の前っていうのは、脾虚になるんです。気虚寒湿。虚労寒湿。ともかく脾虚になります。で、なぜ脾虚になるのかというと、勉強したことがあるんですよ。生理はどうやって始まるんだろう、中国医学的にどういうことが起こって、どんな力が働いて生理が起こるんだろうかって調べていくと、一つには先天の気血を生み出している腎、それから後天の気血、これは脾ですね。

　先天というのは、まず、生まれる前からの自分の両親たちが生み出してくれた命の力、両親からもらった根源的力のことです。気血のこと。腎はそれを持っている。

　で、脾は最初はお母さんのお乳、それから途中から離乳食、それから普通

の食事っていうふうになってきます。それを栄養にして体中に配って消化吸収するのが脾なんですよ、上手いこと。それを後天の気血を生み出しているって。だから、先天と後天の力があって、初めて生理が始まる。脾と腎とプラス任脈なんですね。脾と腎と任脈の力で生理は始まる。

だからたとえば、オリンピック。東洋の魔女って、皆さん知らないかもしれないけど。金メダル取ってね、あの東京オリンピック。あの人たちはね、生理がないんですよ。なぜないんだっていうとね、完全にこの腎と脾の力を奪われているんです、運動で。

「生理がないんです」って来る人もいますよね。その人はねどっちかです。先天的に問題があるか、後天的に問題がある。で、今は後天的問題といえばダイエットです。極端な食事制限。僕は基本的に18ぐらいまでは肥っていいと思いますよ。で、まあ、50過ぎたら痩せることですね。男でも女でも。そうしないと介護保険の世話になると思いますよ。

で、じゃあ虚労寒湿ですけど、なぜこれが腎と痩肥のことを示しているかというと、虚労ですね、気口が浮いているって、その意味は、これは陰虚だってことなんです。消耗。じゃあ、どういうのが陰虚を表わすかっていうと、虚労または虚損とかいうんですけどね。大病を患った後の身体、それからお産の後の身体、それから発熱が3日も4日も続いた後の身体、それから老人、こういうものを指すのが陰虚なんです。で、これは本質的に何を指しているかというと、先天の気血の衰えのことをいうんです。この腎虚のことを指すんです。ここで起こっている、気口が浮いているってことは、そもそも腎の衰えていることを意味してるんです。

皆さんもやがて臨床的に経験するんですけれど、陰虚っていうのは「飢えて食を欲せず」っていうこと。要するに食べる力っていうのも、やっぱり、エネルギー要るんですよ。だから食べたくなくなっちゃうっていうか、お腹空っぽなのに、つまり飢えて食を欲っしないというのは、この腎が衰えている。で、生理の時には月経のほうでエネルギー奪われていますから、腎が消耗し、脾が疲れ、その結果でこの虚労寒湿の脾虚を起こすんです。

この虚労寒湿の寒湿というのはね、いろんなことを指すんです。寒というのは、どうして寒湿なのかというのはやがて説明しますけど、今、寒湿と覚えて下さい。寒というのは働きの停滞することです、一口に言って。それから湿というのは何かっていうと、これは消化器のことだと思って。だから機能の停滞した消化器、これが寒湿のことなんです。だから気口のほうは腎の消耗を指す。人迎のほうは脾が弱ったために出てきた不完全な栄養成分のこ

とを指す。そこで腎と脾両方が衰えることによって、つまり力を取られることによって、エネルギーを使うことによって、生理が起こるんです。その時は虚労寒湿の脾虚、気虚寒湿の脾虚。

で、気虚なんだけれど、難しい話は止めましょう。血虚に近い気虚ですけれど。肥満っていうのはまわらない栄養素のことなんです。燃焼できない栄養分が溜まっているってことなんです。そういうのが溜まって、月経困難症候群を起こすとか、あるいは生理が全然来ないってことが起こったりする。

で、月経をスムーズに出す、規則的に出す、痛みを起こさないようにする。そうするためにはどういう対症療法があるかっていうと、三陰交のお灸だけ。生理が来るだろうっていう10日前、1週間前ぐらいに、三陰交にお灸3壮するだけ。あとは肩が凝っていたら、肩に少しずつする。腰痛かったら、腰

コラム⑱　月経

（板書：前期月経）これ、「ぜんきげっけい」って読まないで下さいね。「ぜんきげっけい」じゃない。「期に先（さ）んじて月経する」、つまり、自分が予定した、25日から29日の中で、定期的に来るんです、生理ってものがね、正常ならば。その時に、いつもより早く来ちゃうこと「期に先んじて来る月経」って、前期月経っていうんですね。これは何かっていったら、肺虚で、色は薄く、量は少ない。気虚寒湿の肺虚、または虚労寒湿の肺虚ですね。たとえば、何か病気して、それで食べれなかった、あるいは食欲なくてあんまり食べなかった、ずっと少食できた、少食で済んでいた、というような人は、この月経が予定よりも早く来る。

それから、期に後（おく）れること「後期月経」ですね。これは、肝虚なんですよ。これは色は濃く、量は多い、で、こっちの、期に先んじて来るのは、今の若い人の傾向です。それから、結婚して、落ち着いちゃってね、ぶくぶく肥りだすとこうなる。後期月経になる。で、量多く、色は濃いです。重いです、生理がね。それは肝虚で、血虚湿ですね。

じゃあ、正常に戻す、ノーマルな状態に戻すにはどうしたらいいかっていったら、生理が早く来る、まあ、先に来ても遅れて来てもね、とにかく、次の、生理が始まる予定の1週間前を予定して治療に来なさい。で、その時に、1週間前に、こういう状態、肺虚ね、肺虚の時に治療して、そして気虚寒湿の腎虚または脾虚になれば、この月経は期に先んじてではなくてちゃんと来ます。

こっちも同じですね。この肝虚のままいっちゃったら、また後（おく）れて量が多い。で、どっちかって言ったら、こっちの方が苦しいんじゃないかと思いますね。月経痛とか、腹痛とか、そういうのが多いんじゃないかと思います。で、この血虚の状態が続きますと、まず子宮筋腫・卵巣膿腫とかになる危険性がある。

に鍼をすればいいし、でもそんなことはどうだってよい、本当は。調経、三陰交にお灸据えて、本治法は脾経の経・合ですね。虚損は、虚労は経・合です。で、こっちの寒湿は兪・経なんです。胆の兪・経だから、陽輔と臨泣、それから膀胱経の兪・経、崑崙と束骨。それで僕が今でも思っているのは、膀胱の代わりに三焦経使ってもいいですよってことです。三焦は非常に耳と水のコントロールに関係があるからですね。気虚寒湿でも寒湿のほうは変わらないです。寒湿のほうはやっぱり、この胆と膀胱、あるいは胆と三焦の兪・経でいいんです。気虚は脾経の兪・経です。脾経の兪・経ってことは太白と商丘です。

月経、調経、僕、これ結構得意なんですよ。ひと月に1回でいいんですから、治療に来るの。ただね、わかんない。いつ来るかって。わからないから、だいたいでいいからって。それで電話かかってきて、「もう来ちゃいましたから、来月」とか言って（笑）。でもだんだんわかるようになるんです、治療していくことで。まあ男はほとんどわからないかもしれないけれど、当然なんで、実感がないから。生理の前には何かの兆候が女の人は経験しているはずなんですよ。お腹が張ってきたり、やたらに食べるようになったり、あるいは食べなかったり、ムカムカッとしてきたり、頭痛があったり、おっぱいが膨らんできたり、ムズムズしてきたり。そういうのたくさんあるんですよ。ただ言わないだけ。兆候ね、あるんですよ。

それから、もう一つ崩漏ってのがある。これは「崩」はもう本当に川が決壊したように血がどーっと出血する病気です。「漏」は少しずつ、とろろ、とろろ、とろろ、毎日出てくる、出血する。で、もちろんどーっと出るのは肝虚が多いんですが、濇濇の肝虚ならば予後はいいです。ただしこれが滑滑の肝虚だったら、これは何かって、お腹にできているんです。だから、これは医者に行かなきゃいけない。

それから、「漏」のほうはですね、少しずつ出血するのは、一番多いのは閉経期だよね。それで、ひと月に2回あるいは3回くらいあるのに始まって、そのうち止まらなくなる。で、この虚労寒湿の脾虚、（これはこの前も言った通り）生理が続いているんです。だから治療すれば治るんですね。で、どこでどう止めるかって、まずお灸を三陰交でいいんですけどね。三陰交って、本当に女の人には有り難い所ですね。3壮やる。

それから生理が止まらないっていう時は、血海。血海って場所、膝蓋骨の内縁、それから上縁、これを取りますね。それから二寸半の所なんです。だいたい6、7cmの所です。これが血海なんです。まさに崩漏を止めるに相

応しい名前してますよね、いかにもね。だから、付いたんだろうと僕は思いますけれど。そこに、下の方から置鍼するんです。2 cm か 3 cm 刺入して、上の方に向けてですね、両方ですよ、両方。右も左も上に向かって。僕は、灸頭鍼用の鍼を使うんですけどね。1 番か 2 番の鍼使って、下から上に。10 分ぐらい置鍼しておくんです。で、まあ、悪くても 2 回治療すれば、毎日でも、1 日置きでもいいんですが、2 回治療すれば止まります。ホルモン剤を飲んで止めるよりもずっと身体にいい。これも適応症なんですね、鍼、灸の。

　出血して、僕ら治療して止まればよいですが、止まらないままずっといったら、1 回医者に診察してもらう必要がある。肝虚の場合に限って、産婦人科に行ってね。血虚湿はちょっと、気を使わなければいけないですよね。滑滑以外は怖くないです。

(2001 年 5 月)

● 基本の施術

1．前期月経（予定日より早まる）

（1）病証名：気虚寒湿

　例）$\overline{K} < \overline{J}$　④

　　　手足の寒熱：不定
　　　手足の要穴：肺経　　太淵（兪）、経渠（経）
　　　　　　　　　小腸経　後谿（兪）、陽谷（経）
　　　　　　　　　胆経　　足臨泣（兪）、陽輔（経）
　　　兪穴・募穴：中脘、中極、肺兪

（2）病証名：虚労寒湿

　例）$\underline{K} < \overline{J}$　④

　　　手足の寒熱：手は温かい、足は冷たい
　　　手足の要穴：肺経　　経渠（経）、尺沢（合）
　　　　　　　　　小腸経　後谿（兪）、陽谷（経）
　　　　　　　　　胆経　　足臨泣（兪）、陽輔（経）
　　　兪穴・募穴：中脘、中極、腎兪

【ポイント】
- 色薄く量が少ない

2．後期月経（予定日より遅れる）

　病証名：血虚湿症

　例）$\widetilde{K} > \widetilde{J}$　①

　　　手足の寒熱：手足ともに温かい
　　　手足の要穴：肝経　　太衝（兪）、中封（経）
　　　　　　　　　胆経　　足臨泣（兪）、陽輔（経）
　　　兪穴・募穴：章門、肝兪

【ポイント】
- 色濃く量が多い

3．崩漏

（1）病証名：血虚湿症

例）$\widetilde{K} > \widetilde{J}$　①
　　　　　手足の寒熱：手足ともに温かい
　　　　　手足の要穴：肝経　　太衝（兪）、中封（経）
　　　　　　　　　　　胆経　　足臨泣（兪）、陽輔（経）
　　　　　兪穴・募穴：章門、肝兪
【対症療法】
・血海に下から上に向かって2〜3cm刺入、10分置鍼
【ポイント】
・気口・人迎とも濇脈は予後良
【注意】
・気口・人迎とも滑脈は筋腫などが考えられるので、医療機関へ

（2）病証名：虚労寒湿
　　　例）$\underline{K} < \overline{J}$　③
　　　　　手足の寒熱：手は温かい、足は冷たい
　　　　　手足の要穴：脾経　　商丘（経）、陰陵泉（合）
　　　　　　　　　　　膀胱経　束骨（兪）、崑崙（経）
　　　　　　　　　　　胆経　　足臨泣（兪）、陽輔（経）
　　　　　兪穴・募穴：中脘、中極、腎兪
【対症療法】
・血海に下から上に向かって2〜3cm刺入、10分置鍼
・三陰交に点灸3壮
【注意】
・2〜3回治療しても止まらない場合は、一応医療機関へ

4．月経困難症

（1）病証名：気虚寒湿
　　「1．前期月経（1）」を参照

（2）病証名：虚労寒湿
　　「1．前期月経（2）」を参照
【対症療法】（1）〜（2）共通
・生理が始まるであろう7日前に1回　三陰交の点灸　3壮
【ポイント】

- 生理が始まる前、7～10日前に脉が変わる
- 治療前、もしくは本治法後に気虚寒湿か虚労寒湿の脾虚または腎虚になるとよい
- 冷たい飲食物を摂らない、下半身を冷やさないように言う

29　お産の鍼灸

　妊娠1、2ヶ月。3、4ヶ月。5、6ヶ月。7、8ヶ月。9、10ヶ月。こういう妊娠の月がありますよね。1、2は肝。3、4ヶ月は心包。5、6は脾。7、8ヶ月は肺とこうやって。で、腎になったらいつ産まれてもいいです。

　途中で流産する時も、腎になります。腎になったら、危ないよ、安静にしなさい。流産しちゃうよって。

　それで最後になればなるほど、妊娠が近づけば近づくほど、気口が浮いてきます。気口が浮いてきて大きくなってきます。

　で、だいたい3、4ヶ月あたりから三陰交にお灸を据えてください。3壮から5壮。3壮でも5壮でもいいから、これは8ヶ月くらいまで本人にやらせてね、9ヶ月、10ヶ月になると、お腹の具合によって足まで手が届かない。だからご主人にやらせる。初めからご主人にやらせても構わない。火傷になるとかどうだの辛いけど、お母さんになる時は必ず火傷をするくらいやります。子どものためにね。摂生させて、10ヶ月に入ったら、至陰。至陰のお灸を知熱灸でいいです。熱くなるまで焼く。至陰は昔から有名な安産のお灸。

　で、注意すべきは、この1、3、5、7、9っていう奇数の月です。それはちょうど肝から心包、心包から脾と五行が変わる時なんです。順調か順調じゃないかということは、この移行がスムーズにいくかどうかってことです。で、1週間ぐらいの肝から心包への変化のズレはしょうがない。2ヶ月ぴったりじゃなくて、1週間早く変わることもあるし、1週間遅くなっても構わない。とにかく腎になったらまずい。

　注意事項としてはゲテモノは食わない。もちろん喫煙は厳禁ですね。ゲテモノを食わない。ゲテモノってなにかって、鳩、うなぎ、あなご、どじょう、スズメ、いなご等ね。

　で、3ヶ月までは車に注意。車で長時間ドライブする。そういうことは3ヶ月までは完全に避けるべき。流産するうちの80パーセントは3ヶ月までに流産する。

　流産でもお産の一種ですよね。流産した後は、必ず腎になります。腎の虚労になる。流産した後はすぐに妊娠するんですよ。どういうわけか。少なくとも産して一年間は妊娠しないように気をつける。

　流産でも出産でも虚労になって、お産して虚労のまんま。そして、それで食べ

られなかったりすると、産後の肥立ちが悪くなる。それは陰虚になるからですね。

　以前講義してたことがあって、それがインド人、イスラエル人、イギリス人、ニュージーランド、ドイツ、オランダ。そういう人7、8人いてね、お産後にそういう摂生が必要だっていうんだよね。昔の日本と同じだっていう。イスラエルでも、インドでも、イギリスでも。お産してから21日間、つまり3週間は肉を一切食べない。穀類だけ。野菜と穀類だけ。かえってそのほうがいいんです。お乳の出がね。変なもの食べていると、お乳の出が悪くなる。今、母乳でしょう。母乳優先でしょう。お乳の出が悪かったら、三里、膻中に点灸する。3壮でいいです。

　で、不妊はですね、まず、注意しなきゃならないのは生理が月々ちゃんとあるか。それから基礎体温の上下がちゃんと規則正しくあるか。それから子宮とか卵巣とか生殖器に器質的な病気がないかっていうことを調べなきゃならないですね。で、生理が規則正しく来ないなら、それを規則正しく来るように治療する。だから、月に1回、生理が始まるだろう、生理不順とか月経困難症の時に言いましたよね、生理が始まる1週間前に治療に来なさいと。それで基礎体温計りなさいと。

　それから、もちろん、ご主人の生殖能力も調べないといけないんですね。だんだんと減ってるんですって、都会の男の精子の数が。だから卵子までたどりつけない。そういうのが多い。環境ホルモンとか内分泌系を混乱させる物質のせいかもしれないけど、なにも生殖機能だけじゃなく、他のいろいろなものに関係しているんでしょうからね。

　で、ご主人も大丈夫、生理もちゃんと来てる、そして後は体温もリズム保って上下してる、それから生理前1週間前にちゃんと脾虚になってるかどうか。生理が始まる時は痩せてる人は虚労寒湿の脾虚、肥ってる人は気虚寒湿の脾虚になるんですよ。不妊っていうのは、だいたい血虚になってるんですよ。血虚っていうのは労倦と血虚です。血虚になってる人は不妊の人。これが腎虚になったり、あるいは肺虚になったりしたら妊娠する可能性があります。

　だから不妊の人が来ると、まず生理のことを尋ねる、ご主人のこと。でも鍼灸にかかろうという勇気のある人はすべてのことをほとんどやっていますよ。もう、それまでに全部やっている。漢方薬も飲んでるし。だから、詳しいこと詳しいこと。

　肝虚だったら駄目だから腎虚にする。初めから腎虚だったら、生理のことやら改善していけば必ず妊娠します。で、腎虚になったり肺虚になったりして、生理、基礎体温がちゃんとしてくる、そうなったら後は神様が決めるこ

と、神様が「よし！」と言ったら妊娠するし、もう僕らの責任ではない。そこまで持ってくのは僕らの仕事、ちゃんと妊娠する体にすることなんですね。

(1996年9月、1999年4月)

● 基本の施術

1．妊娠

【対症療法】
- つわり　　　裏内庭に熱くなるまで点灸
- 逆子　　　　至陰・三陰交に点灸　3～5壮
- 安産の灸　　9ヶ月から毎日三陰交に点灸3～5壮（3～4ヶ月から週に1回してもよい）
　　　　　　　出産が近くなったら（10日くらい前）三陰交、至陰に点灸3～5壮

【ポイント】
- 妊娠の脈は気口・人迎ともに滑
- 血虚湿症の肝虚から2ヶ月ごとに心包虚、脾虚、肺虚、腎虚と変わる

【注意】
- 五行が変わる奇数月は流産しやすい
- 9～10ヶ月以外で、気口が浮く、または腎虚になったら流産の可能性

2．産後

病証名：虚労寒湿

例）K<J̄　⑤

手足の寒熱：手は温かい、足は冷たい

手足の要穴：腎経　　　復溜（経）、陰谷（合）
　　　　　　小腸経　　後谿（兪）、陽谷（経）
　　　　　　胃経　　　陥谷（兪）、解谿（経）

兪穴・募穴：中脘、中極、腎兪

【対症療法】
- お乳の出が悪い場合、足三里、膻中の点灸3壮

3．不妊症

「28 調経」を参照

【対症療法】
- 脾胃を補う意味で足三里と三陰交に毎日点灸をしてもよい

30　子宮筋腫

　腹部の病気としては子宮筋腫ってのがあるんです。これ一部鍼灸の適応症なんです。で、子宮筋腫ってのは積です。特に血積と考えていいんですね。どういうのがいいかって言うと、血虚湿、ともかく沈んでて、滑滑の肝虚がよい。これは考えてみれば、あの妊娠初期の脉なんです。だから、妊娠とはお腹に塊があるという状態なんです。だからそれが積であろうと胎児であろうと変わらない。脉の上からは血虚湿の滑滑の肝虚なんです。

　この時に選穴として何をやるかというと、太衝、大敦。もちろん陽経のほうも臨泣と竅陰。これは実積を治していく本治法の軸ですよね。必ず大敦を使うってこと。それから大事なのは閉経期の近い女性ですね、これは治りやすいです。子宮筋腫がどういう形で治るかというと、小さくなっていく。縮んでくる。その時に閉経期とぶつかるとそれが早いんです、縮むのが。

　今閉経って何歳位なのかな。今50、ひと昔前だと49歳8ヶ月が平均だったんですけど、ちょっと延びてるかもしれませんね。50か51か。で、治療は子宮筋腫が、その塊の大きさにもよるんですけど、その患者の握り拳の大きさが手術するかしないかの境目なんです。それがお腹からわかる場合もあるし、後ろに行っちゃってると外からは全然わからない。だからそれは医者に診断してもらって、まずこの握り拳以下だったら「ちょっと様子見ましょう」って言われるんですよ、今。手術するのをね、待ちましょうって言われる。それで3ヶ月先にもう1回診て大きくなっていたら手術しましょう、って。で、それはその通りにしなきゃいけないんですけどね。だけどその3ヶ月の間にその閉経期の近い人が鍼灸の治療受けて少しでも縮まれば、手術しないで済むんです。その閉経期を迎えるに従ってこれが小さくなっていくんです。さっきのそのオデキの話じゃありませんけど、外から触って痛い所を明確に感じられる所の周りに補法して、硬い所にお灸する。ある程度硬いのと柔らかいのの境目に補法の鍼をしますよね。それからちょっと硬い部分にお灸を、知熱灸をします。

　ただし、この下の部分はやらないで開けとくんです。それがコツなんですね。で、昔の人は、その塊がね、血積が逃げていくというふうに考えて開けるんです下を。上でも横でもなく下のほうね。で、血ってやつは重い、身体

の中で一番重たい物だから、淀み、下がり、下の方に流れて行く性質があるんです。だからこれ開けとくんですね。全部やって、塞いじゃいけない。1ヶ所だけ開けとくっていうのがそのコツなんですね。

　実際にやっていくと、やっぱり上のほうが縮んでくるんです。下のほうは変わらない。上のほうからどんどんどんどん縮んでくんです。で、1回縮みだしたらもう、しめたもんなんです。本当にもう「えーっ」と、2週間に1回くらいの治療でもちゃんと縮まっていくんですね。だから問題は年齢。閉経期に、もう少しで閉経期になるか、今閉経期を過ぎちゃったかくらいの人が子宮筋腫になった場合に、初めて引き受けてよい。もっと早い時期、40歳代の前半とかに子宮筋腫だって言われたら、それはもう医者に任せるしかない。

（1998年9月）

コラム⑲ 生理に絡めて二題

Q：生理が1週間ぐらいで終わって、その後10日ぐらいまで、何となく、こう、おりものに血液が混ざったようなものも「漏」ですか？

A：それは帯下ですね。しかも、赤帯下。赤帯下は腎虚だと思いますけど。これね、熱のせいなんです。熱の後遺症なんです。熱によって、カゼ引いてて熱出したとかね、あるいは、熱射病みたいなものもあるかもしれませんけど、ともかく、身体に熱持っているのが続いたんです。だから、これは消耗の帯下ですね。少し休んで、身体休めて、消耗取ったらいいんですよ。手術に関係なくて、この赤い帯下だったら、熱の後遺症。

　それから白い帯下の場合は、冷えなんです。冷えの後遺症で、おそらく冷たいもの何でも、下腹部の冷え。寝冷えとか、だから傷寒の風邪をひいたとか、っていうことになる。

　やっぱり、閉経して、ピタッーと終わる人はいないんだよ。そういう人は滅多にいないんです。必ず、また、1年後にあったりね。1年後にあっても、1ヶ月に2回あって。そういうことをいろいろ繰り返す。だからそうなったら、是非1回検査は受けたほうがいい。で、だいたいはセーフですけどね。だけど、1度受けてセーフと言ってもらったほうがいい。

　で、不正出血っていうのは、本当にもう、僕ずーっと患者さん診ているけど、正常にパッと終わった人は一人もいないですね。で、これもね関係あるんですよ、栄養の摂り過ぎって。

基本の施術

病証名：血虚湿症

例） $\overline{K} > \overline{J}$ ①

  手足の寒熱：手足ともに温かい

  手足の要穴：肝経　　大敦（井）、太衝（兪）

       胆経　　竅陰（井）、足臨泣（兪）

  兪穴・募穴：章門、肝兪

【対症療法】
- 腫れている硬い所と柔らかい所の境目に補法の鍼、硬い所に知熱灸

【ポイント】
- 実積として井穴・兪穴を使う

【注意】
- あまり大きくならないまま何年も治療していて腰痛がでるものは医療機関へ。また、若い人は進行が早いので同じく医療機関へ

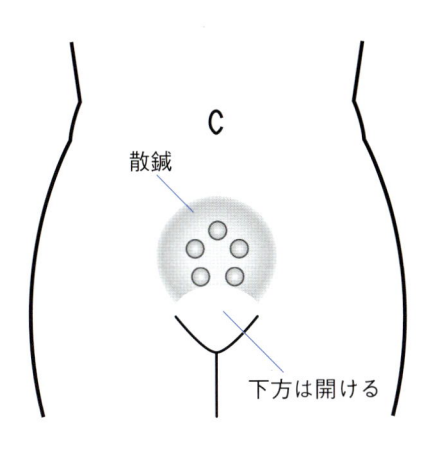

C

散鍼

下方は開ける

31 小児鍼

　子どもなんかには多いですけどね、気虚表寒。で、小児のカゼというのは皮膚鍼というので、いつか実技でやると思いますが、鍼を親指と中指でおさえて人差し指で鍼の背中にこうしてやるんです（図1）。ただ刺さないんです、子どもの場合は。撫でていく。で、必ず左手でおさえていく。子どもは大人と違って変化が激しいですよ。これは特徴的なんですが、（皮膚が）ザラザラしている、冷たい、温かい、それからツルツルしているとか湿っぽいとかを左手で感じながら、やっている最中にそれが変わればもうおしまい、という治療が一番いいんだよ。早ければ10秒でおしまい。変化したらおしまい。それを余計やると失敗する、子どもの場合、喘息で鍼治療をやる時もね。子どもの場合はすごく変化は激しいですよ。すぐ変わる。

（1995年11月）

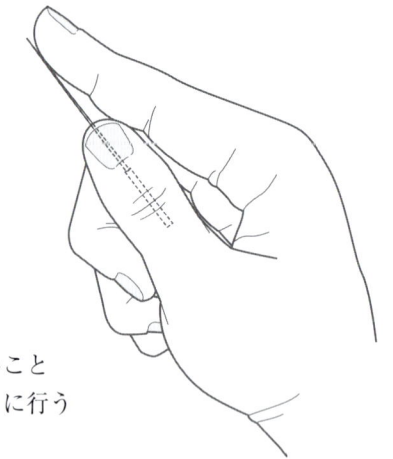

図1　皮膚鍼の持ち方
鍼先が示指の先より出ないこと
ゆっくり示指で撫でるように行う

コラム⑳　陽虚をつくる夜更かし

　この陽実っていうのは躁状態ですから、なんていうのかな、昼間もめちゃんこ動くけど、夜も寝ないってやつなの。だからちょっとした躁病ですね、陽実ってのは。子どもに多いんですけど、たまに大人にもありますけど、ちょっと落ち着きがない、いつでも。教室の中で落ち着いていられないような子。夜更かしする子ども、大人もそうですけど、陽虚になっちゃう。で、その午前中、陽虚だから午前中動けない。午後になってやっと目が覚めて動き出すっていうのが、陽虚の状態ですね。子どもは陽実じゃなきゃいけないですよね。昼間動けないとね、夜はその代わり、バタンキューで、寝ちゃう、陰実。夜は陰実、昼は陽実ってのが、子どもの生活。

基本の施術

疾患別に以下の病証として、皮膚鍼を施す。

　精神神経疾患（夜泣き、疳の虫、癲癇、痙攣、チック）……肝虚

　消化器疾患……脾虚

　呼吸器疾患……肺虚

　泌尿器疾患（夜尿症）……腎虚

（1）病証名：肝虚
- 下腿　肝経を下から上、胆経を上から下
- 背部・腰部　肝兪から腎兪へ

（2）病証名：脾虚
- 上腹部　脾経・胃経を上から下
- 下腹部　脾経・胃経を下から上

（3）病証名：肺虚
- 前腕部　肺経・大腸経　ともに上から下
- 前胸部・上腹部　上から下
- 背部　膀胱経を上から下

（4）病証名：腎虚
- 下腹部　腎経・胃経・任脉を下から上
- 下腿部　腎経　下から上

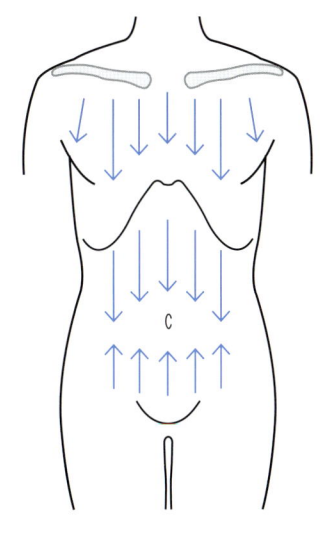

図2　■ 腹部の皮膚鍼　　図3　■ 背部の皮膚鍼

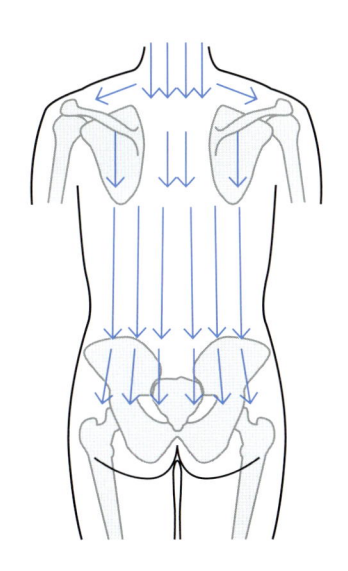

- 背部　膀胱経　上から下

　（図2、図3参照）

【ポイント】
- 子どもの鍼は変化が出てきたらすぐやめる。左手で変化を見ることが大切
- 経の方向に沿うのが補法、逆らうのが寫法

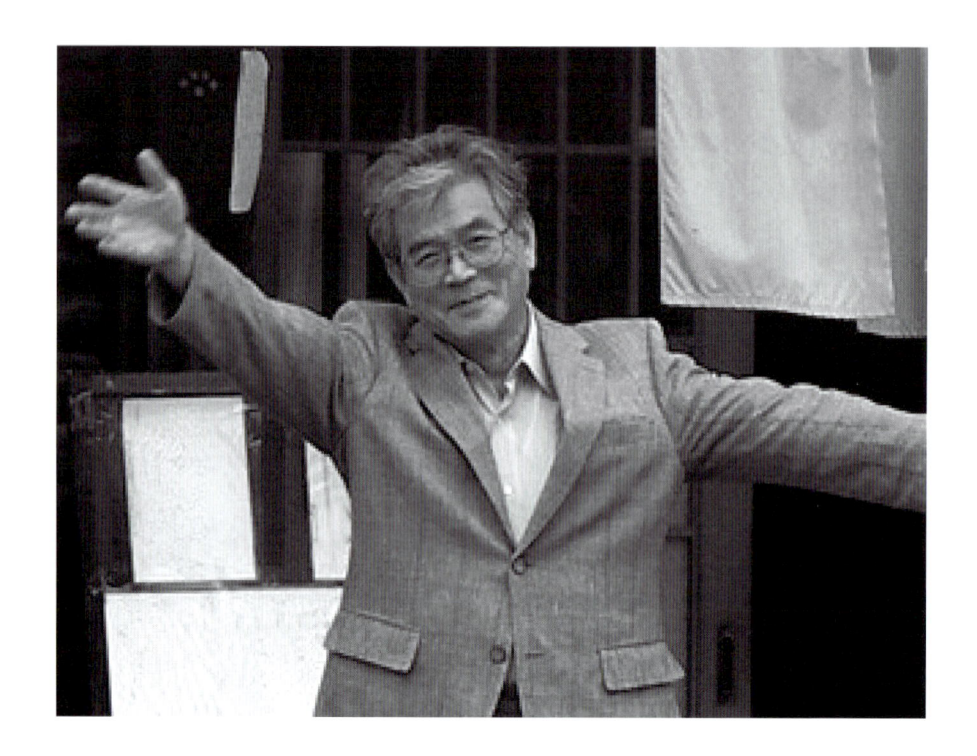

第5章

最後の講演
―東洋鍼灸専門学校において―

この記録は井上先生が亡くなる1年前に行われた東洋鍼灸専門学校同窓会での講演から抜粋したものです。講演のタイトルは「脉から見える世界―古典・脉診・臨床―」で、先生のホームページの表題でもありました。講演は先生自らが自身の行ってきた仕事を振り返る内容になっていて、講習会では語られなかった事柄も多く含んでいるため、ここに掲載いたしました。予定の時間を大幅に超過し3時間にも及んだこの講演は、公の場での最後のものとなりました。

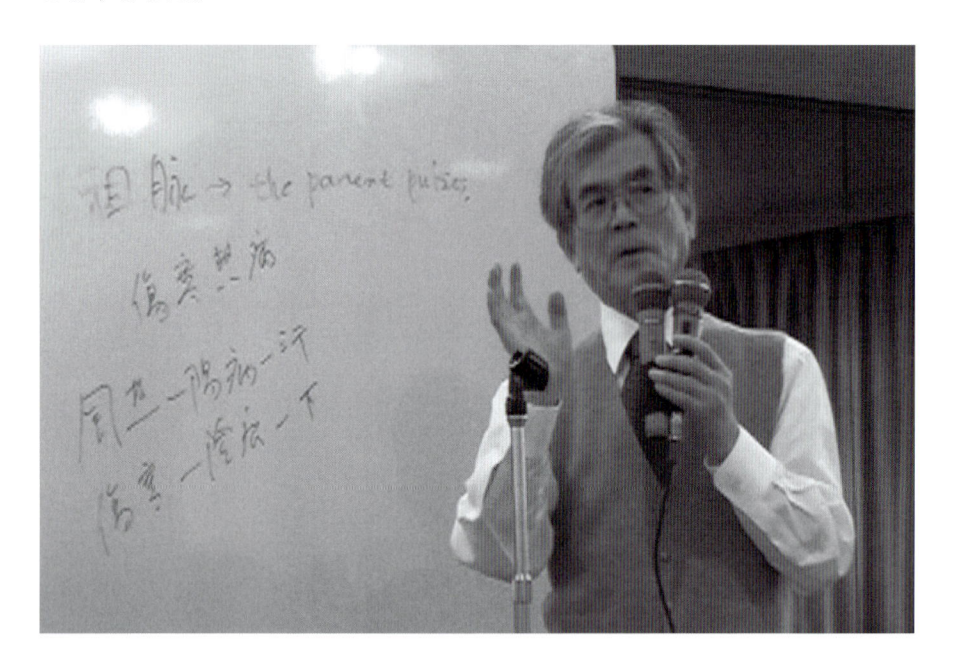

脉から見える世界
―古典・脉診・臨床―
2006年11月26日　東洋鍼灸専門学校同窓会

古典を読む知識

　井上です。この度はお招きいただき、こんな年寄りですけど、あまり器用な話はできませんが、そこのところは皆さんに知性をめぐらしていただいて聞いていただきたいと思います。

　この学校の歴代の校長、柳谷素霊先生、今年が生誕百年になっておりますが、柳谷先生以下、丸山昌朗先生、石野信安先生、間中喜雄先生、石野尚吾先生、丹澤章八先生。全部どういうわけか縁あって知り合いなんですね。

間中先生は鍼麻酔のブームの時にちょうど校長さんだったんです。それで東京の外交官たちは間中先生の鍼の治療を受けたくて、ところが間中先生は小田原にいらっしゃるので、そう頻繁には受けられないんです。それで外交官の人たちの治療を僕に任せたんです。そういうご縁があります。

　石野信安先生は父の弟子です。鍼灸のね。だから湯液以外のその三陰交の灸とか至陰のお灸とか、妊娠の脈がどうやって進んでいくかとか、おそらく父から聞いてると思いますね。父の知恵ですから、三陰交も至陰もです。

　丸山昌朗先生は『素問』学者。

　柳谷素霊先生の功績の一つは、「テキストを決めなければならない」と言った最初の人なんです。テキストを決めるというのは『素問』なら『素問』、『難経』なら『難経』の一番いいテキスト、善本を元にして、それによって研究していかなくてはならない。学問の基本なんです。江戸医学館の人たち、渋江抽斎とか多紀元堅とかいう人たちはテキストを決めていたんです。それはたまたま日本にいいテキストがあったからです。皆さんも時間があったら森立之と渋江抽斎が書いた『経籍訪古志』という本を読んでください。もちろん漢文ですからそれなりの覚悟決めて読まないと読めませんが。

　『素問』は明代の顧従徳という人が復刻した本、『霊枢』は明刊未詳本といって内閣文庫にあります。それからもっといい本は皆さん知っているかどうかわかりませんが、日本内経医学会の宮川浩也先生が持っていらっしゃる本。最善本中の最善本なんです。内藤湖南という学者が持ってた本なんですけど。僕も何回か見ましたけど、その印刷の色、字の色、その色にちょっと青色が混じっているんです。藍色のインクが混じっている。中国では最初は藍色のインクを使って印刷していたんです。だから、2枚目に少し残る。それが日本内経医学会の本です。それから『難経』は慶安本と言われる。それで『難経』の『一字索引』を作りましたけどね。

　皆さんが古典を読む覚悟を決めたら、まず、『素問』を読むんだったら顧従徳本を読みなさい。『霊枢』なら明刊未詳本をテキストにしなさい。そうしなければ、学問は始まらないんです。

　今の古典主義を標榜する人の責任は重いです。なんで駄目かというと、今、中国の伝統医学の世界で何がわかっていて、何がわかっていないか、何が最先端で、いつ誰がその最先端を進めたかというのを言わないのは無責任なのね。だから皆さんも何を勉強していいかわからないんじゃないですか。

　たとえば、補寫。補寫はどういうことで、どういう手技をするかということ、まだ決められてないんですよ。で、言っときますけど、経に沿って補う、

経に逆らって寫す、というのは真っ赤な嘘ですからね。あれは「九針十二原」っていう篇の迎随を誤って解釈したので、ああなっちゃったんだから。皆さんが臨床をやる時は、もうああいうのやめてくださいね。経に沿って、逆らって、『霊枢』に書いてないですよ。

なぜそういう誤解を生んだかというと、古文がわからない。古漢語がわからないから。いつか僕が古代の医学書、古い時代の医学書はその著者の肩越しに読むべきだという話をしたんですよね。どういうことかというと、『素問』、『霊枢』、『難経』もそうですけど秦と漢の時代に成立しただろうと言われている。秦、前漢の時代だから、『傷寒論』も秦漢の時代、『難経』もそう、そうなるとその時代と今の漢字が同じかというと全然違う。

たとえば、「無頼」という言葉がありますよね。これは「ならず者、アウトロー」を言います。でも昔は違った。「頼りない」、そのことを言っている。それが意味が全く反対になって、「無頼」ということになった。そのように、その時の漢字を知らなければ。『素問』、『霊枢』はその時代に書かれたんですから。

もちろん、現代の中医学の本も読めなければいけないですよね。中国語をしゃべれるようにならなくては駄目だし。

古典を、『素問』、『霊枢』、『難経』を読むには、どんな知識が必要かっていったら、医古文の知識が必要。医古文の知識には、どういう内容があるかというと、まず辞書を持たなくては。

で、秦・漢の時代までの辞書は、自分でそろえなければいけない。辞書もたくさんあるんですよね。まず皆さんの頭の中にあるのは、「義」だとか意味。漢字にはね「形・音・義」。ほとんど皆さんが想像しているのは意味のほう。意味を知るための辞書も必要。『説文』という本は、形と意味の本です。音の本じゃない。それから漢字の意味は、音のほうにある。音の辞書がある。それを全部そろえなければいけない。あとは文法ですね、語法といいますね、中国では。

で、こういう言葉がありますよね。「虚虚実実」。虚も実も本来は状語と言って形容詞。形容詞が後ろに目的語をとった時には使役動詞に訳される。だから「虚を虚せしめ、実を実せしめ」ってわけ。文法を学ばないと字の解釈もできません。で、もちろん柳谷素霊先生たちは、全くこういうことを学べてなかったみたい。

皆さん、考えてみれば全国の図書館に誰もが入れるようになったのは昭和46年からですよ。とっくに柳谷先生は亡くなられてますよ。柳谷先生、欲

しい本たくさんあったと思いますよ。

で、古代漢語の学び方ってのは、その『医古文の基礎』（東洋学術出版社）という本に。最近2〜3年前ですか？　宮川先生たちが出したと思うんですけど、それまでは誰も訳していない。

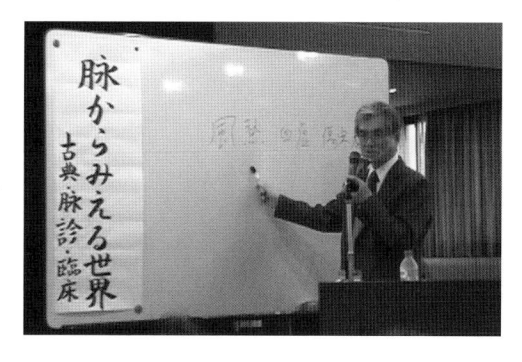

で、あの『医古文基礎』（人民衛生出版社、北京）を日本で最初に講義したのは僕なんですよ。それは「原塾（げんじゅく）」の時に、原典講座の塾だったんですけど、最初に六書のことをやったんですよね。六書というのは皆さんご存知の象形とか会意とか仮借とか、そういうものですね。

医古文基礎は当時の中医薬科大学の全学校で1・2年の必須なんです。日本だけですよ、古典を読むための講座がないのは。古典を読める人材が育つわけがない。だから、伝統鍼灸も発展しない。

で、これを講義したら、学生の一人が、「私達日本人でございましょ」って言うのね。じゃあ『素問』『霊枢』は日本語で書かれているのか。漢字は使ってはあるけれど、日本語では書かれていないですよ。

それでね、最初は80人くらいいたんですけど、塾生が。僕の講座2ヶ月で半分に減りました。でも、それを、彼らを責めるわけにいかないんで。日本の鍼灸師は勉強が嫌いですよ、勉強しません。だいたい鍼灸医学の特徴を知らない、ほとんど、何て言うのか、サロンパスとアリナミンくらいの話なんだね。つまり、肩こり、神経痛。そういう運動疾患は誰だって多少は治せますよ、鍼灸で治す必要はない。

鍼灸で治さなくてはならないのは、そういう、部分の病気じゃない。生活習慣病みたいな、難病のような、全体が病んでいるもの。癌もそうだと思いますよ。現代医学が一番得意なのは手術なんです。癌を取っちゃうでしょ、癌があれば取れるものなら取っちゃう。それはいいんですが、一つだけまずいことがある。なぜ癌ができたかということは治していない、だからやがてまた癌になる、治していない。

だからシェーグレンとかリウマチ、カゼとかインフルエンザとか、身体全体が病んでいるものに対して鍼灸は有効なんです。

薬局行くとやたらめったらにカゼ薬多いでしょ。なぜあんなに多いと思います？　製薬会社が多いからじゃないですよ、決定打がないんです。これで

カゼが治るという薬が1個あったら、1個しか必要でない。あんなにワッーと全部、200から300種類あるってことは、何一つ効いていない。これはね、カゼはね全体の病気なのに部分としての症状を治めようとするから。だから咳をすると咳止め、鼻水が出るから鼻水を止める、熱が出ると解熱剤、そうやっていくんですね。そうやっていくからカゼを治せない。

『素問』の「熱論」には、インフルエンザの治し方が書いてある。おもしろいんですよね、皆さん読んだことあるとわかると思いますけれど、陽から、太陽から入る、太陽から入って、陽明→少陽→太陰→少陰→厥陰と移っていくと「熱論」に書いてある。じゃあ治っていくのは、どうやって治っていくかというと、普通はですよ、太陽から厥陰まで行っちゃったんだから、厥陰から逆に治っていくというふうに思いますよね。ところが「熱論」に書いてあるのは違う。太陽から治っていく、始めに入った所から治っていく。で、治療法は陽にあるうちは汗をかかす、陰に入ったら下す。

僕の所では、患者で一番多いのはカゼなんです。で、カゼを鍼灸で治すとこれはこたえられない。治り方が快適でね。

普段の病気でも東京の鍼灸師は4回以内に結果を出さないと患者は来ません。患者が黙ってやめていきます。医者に行くのは死ぬまで行きますけど、鍼灸師はね、4回くらいしか来てもらえない、その間に結果を出さないとね。また鍼灸師にとって怖いのは、誤診をするとその人を中心に家族ごと隣近所まで来なくなります。

鍼灸師は治さなければいけない、治さなければ仕事にならない、商売にならない。そういう厳しい所に本当はいるんですよね、僕らは。

病院に勤めている人がどんな鍼灸をやっているのか僕は知りませんけれど、そういう所ではおそらく鍼灸のよさは発揮できないんじゃないのかなと思います。もちろん医者から信頼されて任されている人もいると思いますけれどね。そういう人は是非とも古典を学んでそういう世界から治療法を見つけて貰いたいと思いますね。

医古文の話をしますが、漢文が読める人がどういう人かというと、楽譜が読めるってことです。何も、送り仮名も返り点も打ってない。うちの父の時代に、素霊先生も含めて皆、返り点・送り仮名を打ってある古典読んでいましたよね。で、皆さんに今日、プリント渡しましたよね（図1）、これが白文ってやつです。

まず皆さんは和訳本でもしょうがないけど『医古文の基礎』を読んで下さい。できれば、中国文の、中国語だけで書かれた『医古文基礎』を買って下

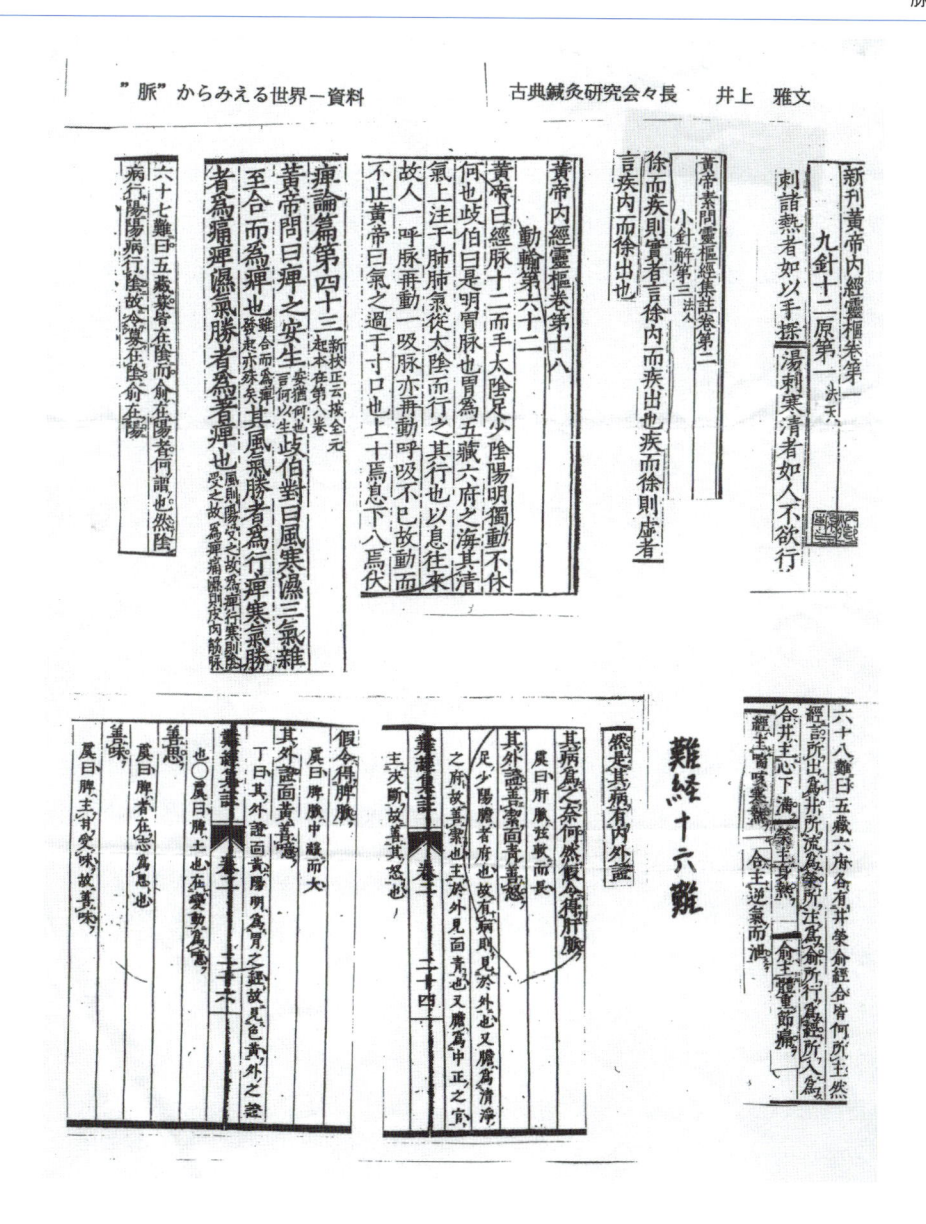

図1 ■ 当日配布資料

さい、そして読み比べて下さい。1ヶ月、中日大辞典を引きながら中国の文献、医学書、現代中医学の医学書を読む。1ヶ月やると随分上達します。他の医学書読んでも半分くらいわかります。そういうことを繰り返していってね、そういうことをやらないといつまで経っても古典までいきませんのでね。

『医古文の基礎』を読むと、どうやったら古典が読めるようになるかっていうことがわかります。文法のことも書いてありますから、皆さん若いんだから、語学ぐらいやってもらいたいよね。

僕は日本語の他に英語とフランス語をしゃべれるんですよ。英語は自分の

専門の領域を英語でしゃべれます。何回か外国人に向かってね、講義したことありますよ、英語でね。

祖脉っていう言葉を知ってるでしょ、普通は浮沈・遅数・滑濇・虚実ですよね。これ、英語で訳すと何だと思います？　英訳するとね、もう一段意味がわかるの。"the parent pulses"、"parent"ってわかりますよね、親です両親。祖脉は、英語で"the parent pulses"っていうんです。で、これが一番いい訳なの、僕が作ったんですけどね、誰も何も言わないですからね。

じゃ何で英語で言わなきゃいけないか。人間の頭はね、思想、内容、使い方、全部その人の語彙の数に比例するんです。若い人が道端で喋っている、だいたい100くらいの語彙でしゃべってる。ということは100くらいの概念しかないっていうことなんです。語学をやる意味はその語彙を増やすことなんです。祖脉っていう言葉をそのまま見て、浮沈・遅数・滑濇、あーそうだなって言うのと、"the parent pulses"って言われたほうがずっと深いでしょ。つまり親なんですよ、両親、祖脉は。そこからいろんな脉が派生してくるわけ。だから"the parent pulses"ていうのはいい訳なんです。

こういうのもね、皆さん、研究とは何かっていうと新しい言葉を発見することなんです、それが学問なんですよ。

たとえばね、陰陽虚実っていう言葉を知ってます？　ちょっと手を上げてみて。これは、陰虚、陽虚、陰実、陽実のことね。

それで、ある時、陰虚という状態を表す脉状はわかっていました、陽実を表す脉もわかっていました、陰実を表す脉状もわかっていました。ただ、その時点でさっき言ったように学問の先端ですよ、今までわかっていた所とわかっていない所、それをやるっていうことが学問ということなんですよ。

当時、陽虚はどんな脉状か誰も知らない。僕は発見したんですけれどね、でね、こういう発見って嬉しいんですよ。この陽虚の脉状がわかるやつ、話したらわかるやつっているのかなと思った時、一人だけわかっていそうなやつがいたので、その人の家まで飛行機で行って話をしたんです。

人迎気口診について

前置きはこれくらいにして、脉状診。人迎気口診ですけど説明に入りたいと思います。

これ（図2）は『脉経』ですね。王叔和の。脉経の本としては一番いい本です。"何大任本"と言われているものです。

「両手六脉所主五蔵六府陰陽逆順第七」という所ですね、人迎気口診がこ

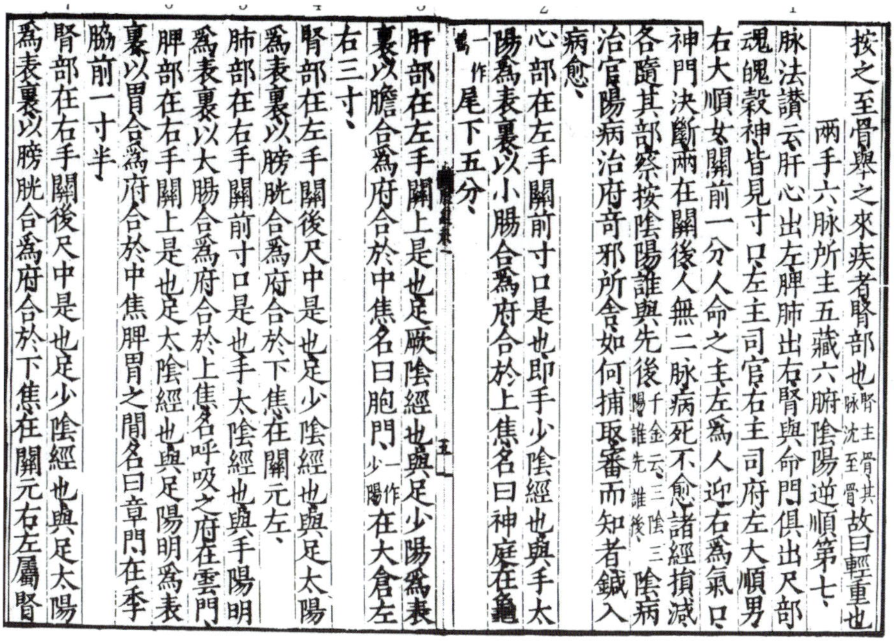

按之至骨舉之來疾者腎部也（腎主骨其脉沈至骨）故曰輕重也
兩手六脉所主五藏六腑陰陽逆順第七、
脉法讚云肝心出左脾肺出右腎與命門俱出尺部魂魄穀神皆見寸口左主司官右主司府左大順男右大順女關前一分人命之主左爲人迎右爲氣口神門決斷兩在關後人無二脉病死不愈諸經損減各隨其部察按陰陽誰與先後（千金云三陰三陽誰先誰後）陰病治官陽病治府奇邪所舍如何捕取審而知者鍼入病愈、
心部在左手關前寸口是也即手少陰經也與手太陽爲表裏以小腸合爲府合於上焦名曰神庭在龜（一作鳩）尾下五分、
肝部在左手關上是也足厥陰經也與足少陽爲表裏以膽合爲府合於中焦名曰胞門（一作少陽）在大倉左右三寸、
腎部在左手關後尺中是也足少陰經也與足太陽爲表裏以膀胱合爲府合於下焦在關元左、
肺部在右手關前寸口是也手太陰經也與手陽明爲表裏以大腸合爲府合於上焦名呼吸之府在雲門、
脾部在右手關上是也足太陰經也與足陽明爲表裏以胃合爲府合於中焦脾胃之間名曰章門在季脇前一寸半
腎部在右手關後尺中是也足少陰經也與足太陽爲表裏以膀胱合爲府合於下焦在關元右左屬腎

図２ 影宋版『脉經』晋、王叔和（3世紀）撰
（東洋医学善本叢書、オリエント出版社、1981年 より転載）

こに出てくるんですけど、当時の『脉経』の中では『脉法讃』という本に書いてある。「関前一分人命ノ主、左人迎ト爲ス、右気口ト爲ス」。これが人迎気口診が一番最初に出てくる本です。同時に生死を診断する脉が書いてあるんですね。これは神門という所です。「神門、決断ハ両ツナガラ関後ニ在ル、人二脉無ケレバ病、死シテ癒エズ」やがて人が亡くなる脉というのは、神門がなくなることなんです。

で、“人迎関前一分”って、指の感覚で一分なんて距離わかるはずがない。僕はその時たくさんの文献を見てたわけではないんですが、寸関の間にしたんです、人迎気口を。左の寸関の間は人迎、右の寸関の間は気口で、人迎は外邪を診断するんですね。だからインフルエンザなんていう傷寒というのは、人迎のほうに現れるんです。やがて中風を起こすだろう風熱というのも人迎に現れる。ただ、脉状が違うんですね。傷寒は沈んでるし風熱は浮いている。

これ（図3）は『太素』ですね。『黄帝内経太素』。これは日本にだけある。孤本ですね。ここに書いてあるのは、人迎気口診をやっているやつがいるって話なんですよ。何で人迎気口診がもてないかって言うと、日本で特にそうなんですけど、滑伯仁もそうですが、『類経』の張介賓もそうです。日本で言うと岡本一抱もそうです。人迎気口診が『素問』、『霊枢』にないからというのが理由なんですよね。それで駄目だと言ってる訳なんですね。経旨にそぐわない。経の意味にね、言ってることにそぐわない。だからなんでしょう

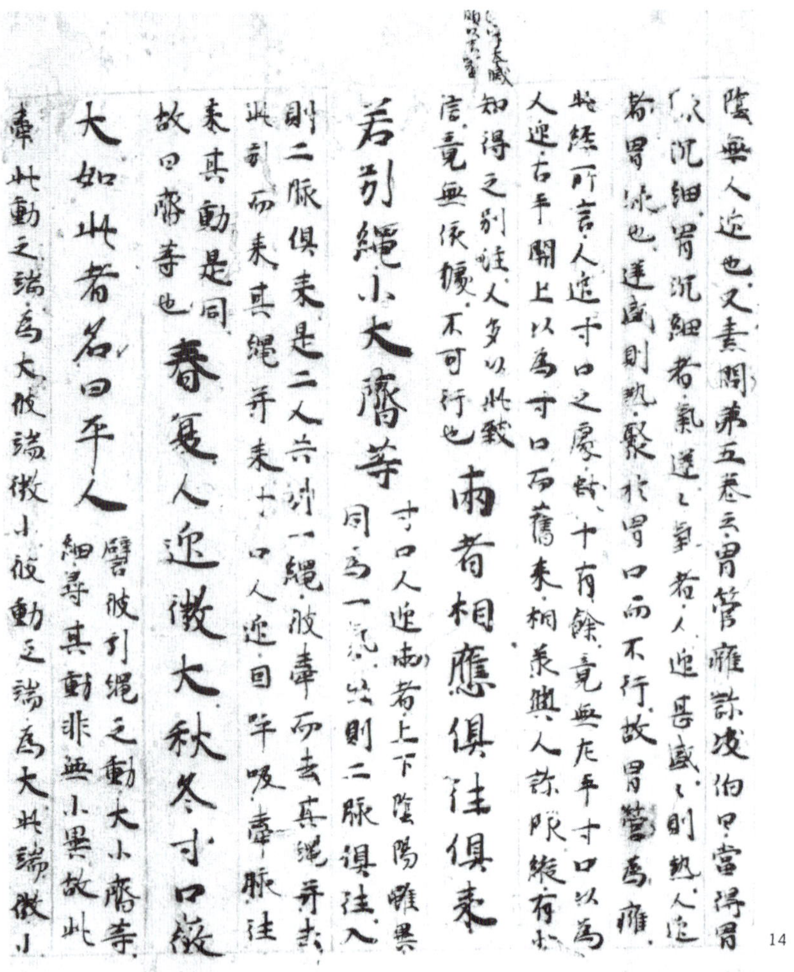

図3 ■『黄帝内經太素』隋・唐間・楊上善撰
（仁和寺本、東洋医学善本叢書2 東洋医学研究会1981年 より転載）

ね。

　これ（図4）は活字訳ですね。蕭延平という人が日本から写本を持って行って活字本に直した。「左手寸口ヲ以テ人迎ト為シ、右手関上ヲ以テ気口ト為ス、而シテ雙相承ズ、此ヲ以テ信ニ致ス、竟ニ依リテ覚ユルコト無シ、行ウ不可ズ」。要するに『太素』は人迎気口診に反対なんです。こういうやつがいるけど、やっちゃいけないよ、と言っている。

　これ（図5）は『三因方』、『三因極一病証方論』。『脉経』にはただ人迎気口神門の場所を紹介しているだけで、その診方を言ってないんですね。宋の時代に入って『三因方』で初めて「左関前一分人迎ト為シ、以テ六淫ヲ候ウ、外ニ因ル所ト為ス。右関前一分気口ト為シ、以テ七情ヲ候ウ、内ニ因ル所ト為ス」。

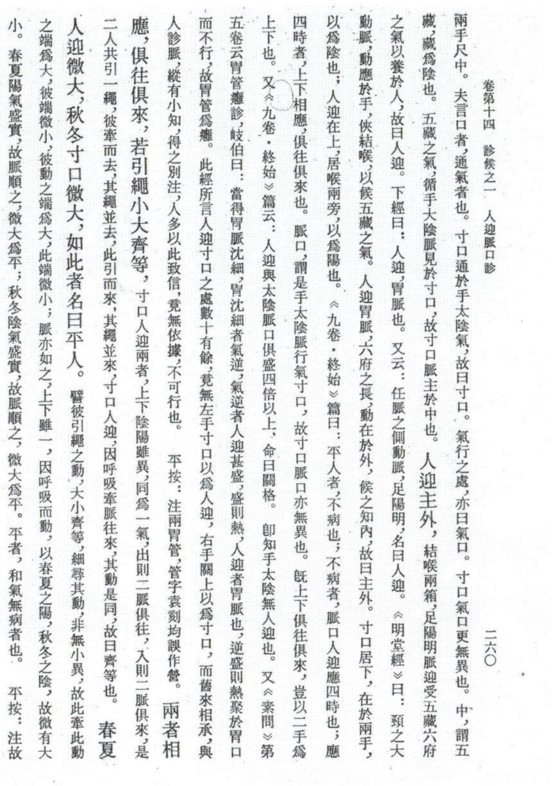

図4 ■『黄帝内經太素』楊上善撰
（蕭延平校正、1981年、文光圖書有限公司、台北 より転載）

　二十四脉あるんですね。皆さんこれが七表八裏九道の脉ですね、研究するなら七表八裏九道の脉を勉強なさったらいいですね。誰もやっていないので。
　曲直瀬道三の『診脉口伝集』（図6）です。人迎気口診を輸入したのは田代三喜です。田代三喜の弟子が曲直瀬道三ですから。その時の元と明の医学はほとんどが人迎気口診でした。ここに書いてあるのは浮ですね。「之ヲ按セバ足ラズ、之ヲ挙ゲレバ有餘」「人迎ト相応ズルハ風寒経ニ在リ」「気口ト相応ズルハ栄血虚損ス」。曲直瀬道三と子どもの玄朔、玄朔は三代将軍の家光の侍医だったんですね。『医学天正記』というのを書いているんです。『医学天正記』をみると人迎気口診をやったというのがよくわかる。だからこういう脉診をしていたんだという時代的歴史的背景を知らないと『医学天正記』は読めません。
　これ（図7）もそうですね。後で見つけたんですけど、僕は人迎気口を寸関の間って言ってたんですけど、曲直瀬道三もこうやって寸関の間って言ってるんです。偶然の一致なんですけどね（笑）。まぁ一番合理的なんですね、寸関の間って。次、お願いします。

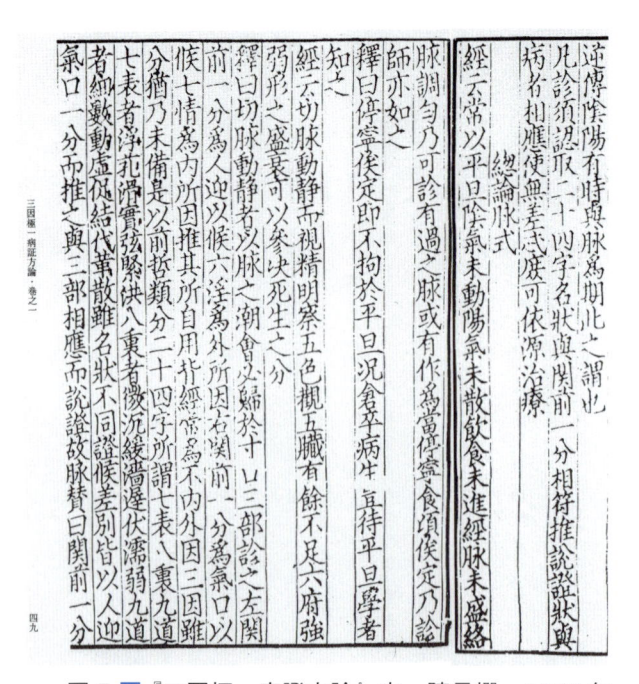

図5 ■『三因極一病證方論』宋、陳言撰　1174年
（東方医学善本叢刊4、オリエント出版社、2001年　より転載）

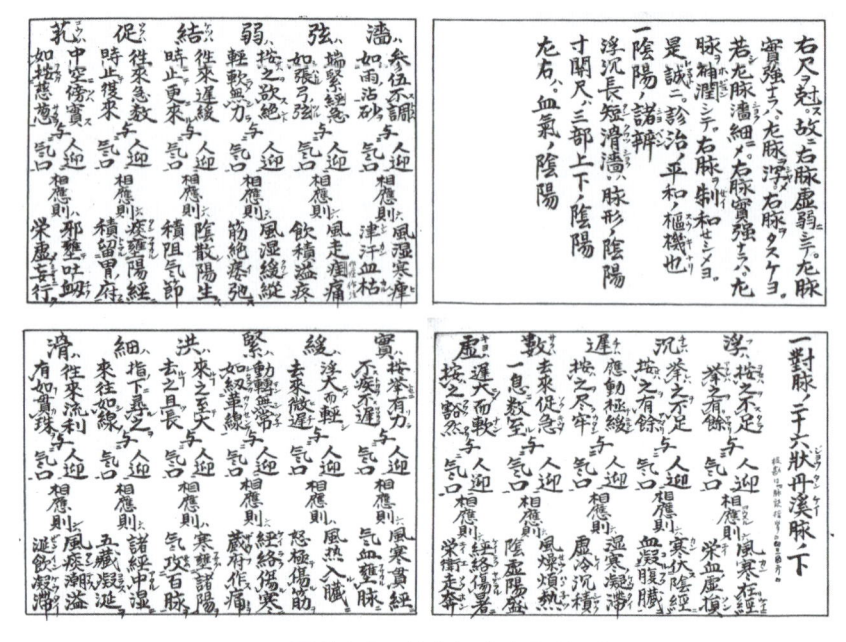

図6 ■『診脉口傳集』曲直瀬道三撰
（1577年跋刊本影印、オリエント出版社、1985年　より転載）

　顧従徳本（図8）ですね。熱論ですね。「黃帝問イテ曰ク今夫レ熱病ナルモノハ皆傷寒ノ類ナリ或イハ癒エ或イハ死ス。ソノ死スルヤ皆六七日ノ間ヲ以テシソノ癒ユルヤ皆十日ヲ以テスル者ハ何ゾヤ。巨陽ナル者ハ……其脉風府ニ連ナリ」。

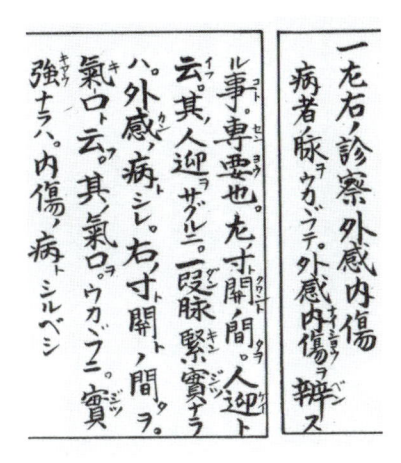

図7 ■『診脉口傳集』曲直瀨道三撰
(1577年跋刊本影印、オリエント出版社、1985年 より転載)

図8 ■『素問』顧従德本熱論
(素問・霊枢、日本経絡学会、1992年 より転載)

　風府が出てきましたからちょっと言いますと「チャングムの誓い」よりももっといい韓国ドラマがあるんです。これはどういうドラマかというと「許浚（ホジュン）」っていうドラマです。それは『東医宝鑑』という朝鮮半島の代表的な医学書を書いた人。僕と同じこと考えているやつがいるなと思って、こういうこと言うんですけどね。風に傷られた場合は、風邪を治すのですが、同時に風池と風府を使うように。僕はそうなんですよ。「許浚」が放映される前からそうだった。だからたぶん人迎気口診やったんだと思うんですよね。朝鮮半島では。これはね、やっぱり風が入った場合の風池と風府。

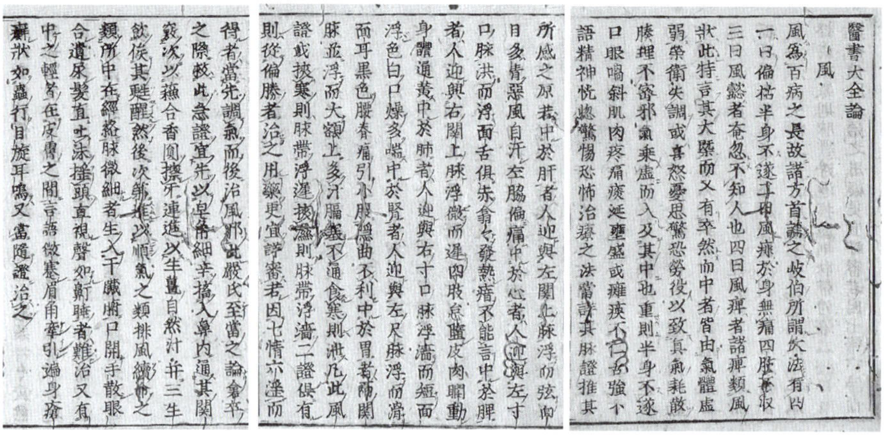

図9 ■『新刊名方醫書大全』明・熊宗立編
（京都大学電子図書館ホームページ http://edb.kulib.kyoto-u.ac.jp/exhibit/k85/image/1/k85s0007.html、http://edb.kulib.kyoto-u.ac.jp/exhibit/k85/image/1/k85s0008.html　京都大学附属図書館所蔵　近衛文庫『医書大全論』[v.1, pp012-013] [v.1, pp014-015] より転載）

　考えてみればわかりますけれど。寫法をしないといけないんです。つまり外邪としての風が入ってくるでしょう。補法はできない。寫法です。

　僕は原塾の後で「九針十二原」を2年間かけて読みましたけど、そこで補寫のことがわかったのです。

　迎随というのは徐疾の補寫です。徐疾の補寫というのは、速く入れてゆっくり抜くのが寫。ゆっくり刺して速く抜くのが補。そこに出ているのは「小針解」、『霊枢』の第3これはね、一番古い「九針十二原」の注なんですよ。ですから非常に信用するに足るものなんですよね。補寫のこと、もうちょっと言っちゃうと、おそらく呼吸の補寫。開闔の補寫は『素問』や『霊枢』の中にあると思うんです。で、徐疾の補寫と呼吸の補寫と開闔の補寫は、同時にできます。矛盾しない。だから経に沿う経に逆らうなんていうくだらない説は捨てたほうがいいんです。

　これは（図9）『医書大全』の「風」です。ここに出てくるのは、「人迎與左寸口脉洪而浮」。

　本間祥白先生は、父の弟子だったんですが、いろんな本書いていて、著作が中心だったんですけど、こういうコピー作ったんです。「風が浮洪が寒遅緊、暑くて沈伏、湿沈緩」、つまり風だとわかるのは人迎が浮洪という脉をしていた時なんです。寒だとわかるのは人迎が遅くて緊張している脉のことをいうんです。では暑邪にやられた場合は沈伏です。湿邪にやられた場合は沈んで緩脉である。

　これはどこから取ってきたかというと、『医書大全』という本で、この本

諸脉宜忌生死類〔一〕

中風宜浮遲，忌急實。傷寒熱病宜洪大，忌沉細，主有變。傷寒已得汗，脉沉小者生，浮大者死。咳嗽宜浮濡，忌伏沉。心腹痛宜沉細遲，忌浮大弦長堅疾。腹脹宜浮大，忌虛小。頭痛宜浮滑，忌濇短。下痢宜微小，忌大浮洪。喘急宜浮滑，忌濇。温病穰穰大熱，其脉細小者死。心腹積聚，脉堅强急者生，虛弱者死。癲病脉虛可治，實則死。又云：脉堅實者生，沉細者死。狂疾宜實大，忌沉細。唾血宜沉弱，忌實大。霍亂宜浮洪，忌微遲。上氣浮腫宜沉滑，忌微細。鼻衄宜沉細，忌浮大。中惡宜緊細，忌浮大。金瘡宜微細，忌緊數。中毒宜洪大，忌細微。腸澼下膿血宜浮小沉遲，忌數疾大。吐血宜沉小弱，忌實大。墜墮內傷宜緊弦，忌小弱。風痺痿軟宜虛濡，忌數。腹中有積，忌虛弱。病熱，脉静者危。血脱而脉實者危。泄而脉大者危。病在中，脉虛者危。病在外，脉濇者危。瘡疽膿血大泄，脉滑數者危。婦人帶下宜遲滑，忌浮虛急疾。婦人妊六七個月，宜實大弦緊，忌沉細虛弱。婦人産前，脉細小者危。婦人虛勞，右寸數者危。婦人已産，宜小實沉細、緩滑微小，忌浮虛、實大、弦急、牢緊。頭痛目痛，卒視無所見者死。腸澼下血，身熱則死，寒則生。洞泄、食不化、不得留、下膿血，脉微小連者生，緊急者死。欬嗽羸瘦，脉形堅大者死。消渇，脉數大者生，細小浮短者死。水病，脉洪大者可治，微細者不可治。厥逆汗出，脉堅强急者生，虛緩者死。病風不仁痿躄，脉虛者生，堅急疾者死。上氣喘急低昂，其脉滑手足温者生，脉濇四肢寒者死。

注〔一〕諸脉宜忌生死類：原作「諸脉宜忌生死類大數」，據本卷目録改。

図 10 ■『壽世保元』明、龔廷賢撰　1615 年
（人民衛生出版社、1993 年 より転載）

は完全に人迎気口診が脉診になっています。これは江戸時代にものすごく読まれた本です。この本が中国から出たのは最近なんですけど、人迎と外邪が関係あるということがわかります。

この本は本間先生も読んでいたんですよ。だから「風が浮洪が寒遅緊」というコピーができたんです。ただし、経絡治療なんかでは、脉状診としては採用されなかった。まあそこまで勉強がいってなかったんですね。

これ（図 10）は『寿世保元』の病気とか症状に対する予後診断です。皆さんも古典を読んだ時に、この病気にはこんな脉がいいって書いてあるの見たことあると思うんですよね、たぶん。実は全部の予後診断が人迎気口診なんです。このことはいっさい書かれていないんです、前提として。だけど、

ある脉がいいとか悪いとかは、一つ、または二つの脉で診断しているんです。

ここに書いてある「中風浮遅ニ宜シ急実ニ忌ム」。これはね風熱の脉のことなんです。

急というのは脉が速いということですから、速いのは病が進行していることを表しているんです。脉が数だというのは風熱、つまり風邪の病気が進行しているという意味なんです。だからやがて中風になるんですよね。

僕も経験して、なんでこんな浮いて速い脉を持った人が、次から次へと倒れるんだろうなあ、と。脳血管障害で。おそらく10人ぐらい経験しましたよ。で、ある時気がついた、なんだこれは中風になる脉なんじゃないかと。それからは注意して、「やがて倒れるよ、1週間ともかく安静にして、規則正しい生活をして」と言う。

中風で倒れる人ってね、直前にね無茶苦茶食べる。うちの父もくも膜下出血で死んじゃいましたけど、父はね、三食半膳なんですよ。一汁一菜。とにかく食べない人。ところが倒れたその朝、ラーメンだ鰻だ寿司だって、そうなっちゃうの。だから異常な食欲は気をつけたほうがいい。で、痩せた人の風熱はまだいい、ところが肥満体の風熱は100％倒れる。だから今でも癌の次に多いんでしょ、脳血管障害って。だから中風になりたくなかったら、痩せることですね。

えー、これ傷寒熱病です。で、これ「傷寒熱病ハ洪大ニヨル」、これ最初のこの洪大もね、風熱で治療するんですよ。陽にある内は風熱なんです。「沈細忌ム」、沈んでたら駄目ですよって。「主ニ変有リ」、どんどん変化していくんです傷寒が。「傷寒既ニ汗ヲ得」、つまり、風熱で治った時には脉が沈んで小さくなる。これは治りますよ、というのが予後診断。中風と傷寒の。この脉状を言えるのは人迎気口診しかないのです。ですから歴代の予後診断は人迎気口でやっていたんですね。そのことを知らないと予後診断を文献で見ても臨床に生かせません。

まだ研究しなければならない学問的な課題で、兪穴と募穴の使い方があります。まだ解決されていないんですね。プリントの六十七難（図11）。六十七難にしっかり書いてあるのは、「五藏ノ募ミナ陰ニ有リ、而シテ兪ハ陽ニ在ルハ、何ノ謂ゾヤ。然ナリ陰病ハ陽ニ行キ、陽病ハ陰ニ行ク。故ニ募ヲシテ陰ニ在ラシメ、兪ヲシテ陽ニ在ラシム」。ということはこの風とか熱とか湿とか寒というのは全部陽病です。「陽病は陰に行く」とは、「陽病は募穴で解決しろ」ということなんです。

それからプリントの六十七難の右に、痺論が引用されていますね。「黄帝

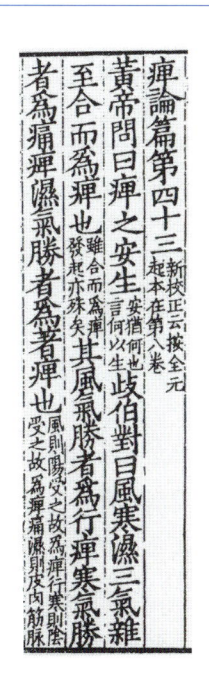

図 11-1 ■『難經』六十七難
（難経古注集成 1、東洋医学研究会、1982 年 より転載）

図 11-2 ■『素問』痺論篇
（素問・霊枢、日本経絡学会、1992 年 より転載）

問イテ曰ク、痺ノ安ンゾ生ズルヤ、岐伯答エテ曰ク。風寒湿ノ三気ノ雑ジリ至リ合シテ痺トナルナリ」。

　僕、自分の患者さんで実例があるんですけど、六大学野球を見に行って途中から雨が降り出して風が吹いてすっかりびしょぬれになって帰ってきたら、その翌日リウマチ熱を発症してしまった。その先生は当時立教大学の中に住んでいたんですよ。立教の中にはお医者さんが常駐している診療所があるんですよ。それで、そこに行ったらリウマチ熱。その先生はビックリしたことに、「私は井上さんに見てもらう」と言って…。僕は困っちゃってねえ。まだ駆け出しですよ。今だったら自信ありますけど、当時は自信なかったんですが、幸運なことに治った。その時、痺という病気は風・寒・湿の3つの邪が入った時になるんだと実感しました。

　だからリウマチってやつは、風・湿・寒ですから、期門と章門と京門を使わないといけない。もちろん風邪は実邪ですから期門は寫さなくてはいけない。ですから早く刺してゆっくり抜く。湿邪っていうのは虚邪です。実を示さない。だから章門はゆっくり入れて速く抜く。京門は実邪ですから速く刺してゆっくり抜く。患者さんに補寫をやる時に、反応を言ってもらわなきゃ駄目です。「響いた？」それから「温かくなったか」、「冷たくなったか」、「重くなったか」。そういうことを言ってもらうんです。それは得気ですね、気

外傷は募穴で対応		内傷は兪穴で対応	
風	期門	実	肝兪
熱	巨闕	燥	心兪
湿	章門	湿（飲食）	脾兪
冷（外傷性）	中府	冷	肺兪
寒	京門	虚	腎兪

表1 ■ 兪募穴

を得ることそれが大事です。

　で、それで陰病は陽に行き、陽病は陰に行く。ですから陰病というやつは兪穴を使う。

　この（表1）「実・肝兪」の実は実・積、「燥・心兪」は乾燥、「湿（飲食）・脾兪」は飲食の邪、「冷・肺兪」は停滞です。「虚・腎兪」は虚損です。だから高齢化社会の兪穴は腎兪。僕は脈に関係なく老人には腎兪をやるんです。これからは腎兪の時代です。

　温熱、風熱の募穴は期門、巨闕。期門が風で、巨闕が熱（表2）。あの、認知症あるでしょ。僕の考えでは、老化するということは腎が衰える、先天の気血の衰え、つまり元気がなくなるわけですね、老化することは。だけど認知症になるということは腎の病気ではなくて、心の病気だと思うの。

　なぜ五蔵は蔵という字を使っているかというと、張介賓の説なんですけど、神気を蔵しているからなんですよね。心は神を蔵する。腎は精を蔵する。つまり腎のことを精蔵と言ったりする。心のことを神の蔵と言ったりする。神というのは何をいうかというと意識とか知恵とかいうものなんですよ。精というのは肉体的なエネルギーの基盤です。元気がなくなるということはこの精がなくなることなんですよ。肺は魄、魂魄の魄。これは身体の表面の気、その人の体型そのままの形である外側の気なんです。

　皆さんもたぶん経験あると思うんですけど、名前も知らなきゃ、初めて会ったのに嫌なやつっているでしょ。あれはね、どこの蔵が感じているかというと肺なんです。魄が感じている。それをね神経準備体勢っていうんです。その人が悪いわけでもないんです。何の理由もないんです。だけど嫌なやつなんですね。

　昔、アウシュビッツでユダヤ人たちが建物の中に入れられて、その時に誰かが「夕日がきれいだよ」と言うと、その中にいた人達がぞろぞろ皆寄って来て、明日死ぬかもしれないのに夕日を見に来る。それは肺の働きなんです。

Ⅲ実数	俞穴募穴\気口人迎	病　証		俞　穴		募　穴		
	①気≪人	温　熱	風　熱	肝俞	心俞	期門	巨闕	
	②気≫人	労　熱	湿　熱	心俞	腎俞	膻中	中院	関元
	③気≪人	温　熱	傷寒実熱	腎俞	心俞	京門	巨闕	
	④気≫人	労　熱	表　熱	心俞	腎俞	膻中	日月	関元
	⑤気≪人	瘀　熱	傷寒実熱	腎俞	心俞	京門	巨闕	
	⑥気≫人	積　熱	表　熱	心俞	肝俞	期門	日月	関元
	⑦気≪人	瘀　熱	風　熱	肝俞	心俞	期門	巨闕	
	⑧気≫人	積　熱	湿　熱	心俞	肝俞	期門	中院	関元

表2 ■ 病証と背俞穴・募穴

身体の表面で感じているんです。だから朝起きて雨がしとしと降っているとなんだか気分が鬱状態になりますよね。しかし、カラッと晴れて湿気がないとウキウキしますよね。そういうものは全部肺が感じているんです。だから七神って言うんですけどね。

七神の研究を最初にやったのは本間先生、次にやったのが小林準三という精神科の先生で東洋医学会の人で、三番目が井上雅文（笑）。そういう人達の業績を受け継いで僕独特の七神論っていうのがある。

たとえばね、こういうことがある。人間ってね、下が明るい所には落ち着いていられない。下が黒い色だと落ち着ける。逆に上が暗い色だと圧迫される。哲学書はソファーでは読めない。漫画はソファーで読める。哲学書はやっぱり腰が落ち着いて硬い椅子で読むべきなんです。待合室の絨毯の色は落ち着いた暗い色がいい。しかし治療室の絨毯はなるべく早く帰ってもらいたいから明るい色にする（笑）。それはね色と蔵の関係なんです。

そういうように七神のことを精神機能の研究として本間先生が最初にやったんですね。それは『難経の研究』の最後のほうに書いてある。古い心理学の言葉を使っているのはね、もちろん古典からの引用が多いんですけど一度お読みになったらいいと思います。

古典の解釈について

「諸熱ヲ刺スハ手ヲ以テ湯ヲ探ルガ如ク、寒清ヲ刺スハ人ノ行クヲ欲セザルガ如シ」（図12）どういうことかというと、お湯の熱さを調べる時には（素

図12 ■『霊枢』
九針十二原

図13 ■『霊枢』
小針解

図14 ■『霊枢』
動輸第六十二

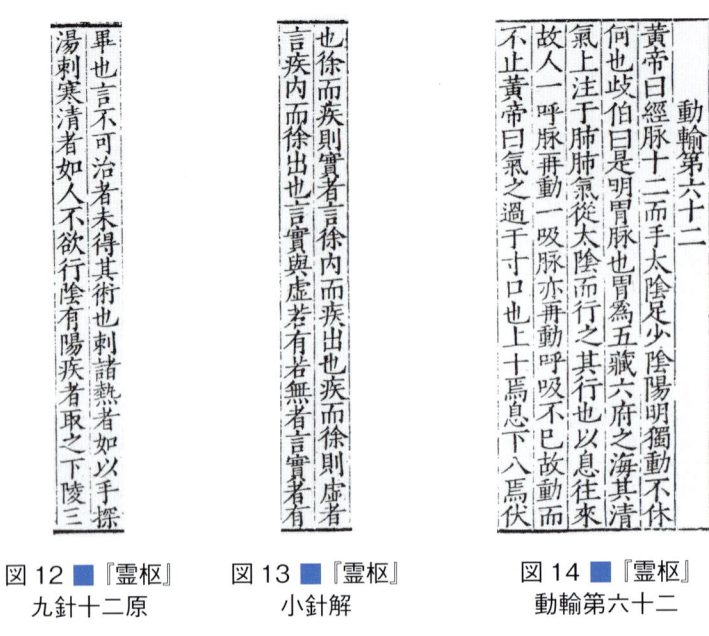

（素問・霊枢、日本経絡学会、1992年　より転載）

早く手を上下させて）こうしますね。これが諸熱を刺す時。冷えている場所を刺す時はゆっくり刺してゆっくり抜く。躊躇するように、上げたいような上げたくないような「人ノ行クヲ欲セザルガ如シ」とは恋人の別れを言ってるんです。なかなか離れがたいこと。この文章で古典を読む時に変だなあと思わない？　この文章で「寒清ナルモノヲ刺ス、」。ところが上の方は諸（モロモロ）ノ熱でしょ。これは変じゃない？　実はね、これは仮借ということを知らないと解決できない。諸はね暑なんですよ。下が寒清なんだから諸は暑さでないとまずいんです。それではじめて整合性を持つんですね。これを見つけたのも僕なんです。

それから次の小針解「徐ニシテ疾トハ実」（図13）とは「徐ニ内レテ疾ク出スヲ言フナリ」というのが小針解の解説。「疾ニシテ徐ナルハ虚ナリ」。これは「疾ク内レテ徐ニ出ダス」。これが迎隨の補寫です。

次は動輸第六十二（図14）。「黃帝日ク経脉十二ニシテ〜黃帝日ク気ノキロニ過ギルヤ上…」。この次が読めない。この「十」と「八」が読めない。「十ココニ息ンデ下ハココニ伏ス」、何のことだかわからない。実はこれ「十」はこうなんですよ。「十」は「出」、「八」は「入」なんです。なぜこういうふうに間違えたかというと、これは彫られた材質を考えるんです。竹簡、木簡に書かれた文章なんです。竹簡、木簡の字は周りから削られるんです。「出」も「入」も周りを削るとこうでしょ、「入」が「八」、「出」が「十」。『鍼灸

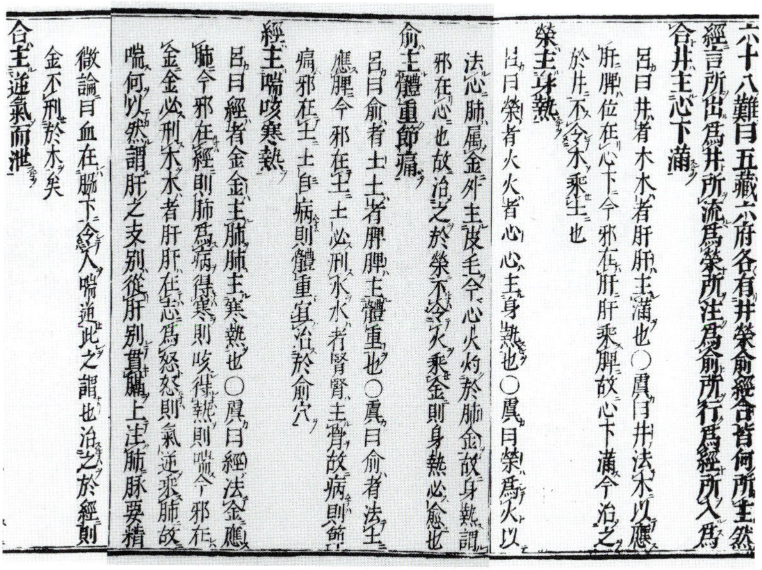
六十八難曰五藏六府各有井滎俞經合皆何所主然
經言所出爲井所流爲滎所注爲俞所行爲經所入爲
合井主心下滿
呂曰井者木木者肝肝主滿也○虞曰井法木以應
肝脾位在心下今邪在肝肝乘脾故心下滿今治之
於井不令木乘土也
滎主身熱
呂曰滎者火火者心心主身熱也○虞曰滎爲火以
法心肺屬金外主皮毛今心火灼於肺金故身熱謂
邪在心也故治之於滎不令火乘金則身熱必愈也
俞主體重節痛
呂曰俞者土土者脾脾主體重也○虞曰俞者法土
應脾今邪在土土必刑水水者腎腎主骨故病則節
痛邪在土土自病則體重宜治於俞穴
經主喘咳寒熱
呂曰經者金金主肺肺主寒熱也○虞曰經法金應
肺今邪在經則肺爲病得寒則咳得熱則喘今邪在
金金必刑木木者肝肝在志爲怒怒則氣逆乘肺故
喘何以然謂肝之支別從肝別貫膈上注肺脉要精
微論曰血在脇下令人喘逆此之謂也治之於經則
金不刑於木矣
合主逆氣而泄

図 15 ■『難經』六十八難
（難経古注集成 1、東洋医学研究会、
1982 年 より転載）

	全体	部分
井		心下満
滎	身熱	
兪	体重	節痛
経	寒熱	喘咳
合	逆気	而泄

表 3 ■ 部分と全体の対応（『難經』六十八難より）

甲乙経』とか『太素』とか比較すれば「八」が「入」、「十」が「出」の間違いとわかる。なぜこのようなことが起こるかというと、これは竹簡、木簡だからです。それが理由です。

それから次、六十八難「五蔵六府各有井滎兪経合」（図 15、表 3）。

「井は心下満をつかさどり……」

それでこれ見た時、変だと思わない？　なぜ兪経合は２つずつあるのに井滎は１つなのか。それははじめから１つだったというよりも、抜けたと考えるほうが合理的。

なぜかというと体重・節痛、片方は部分的な症状。片方は全体症状。体重は全体の症状、節痛は部分、喘咳は部分、寒熱は全体、逆気は全体、而泄は部分、ということは心下満は部分、だからもう片方は全体が来る、身熱は全

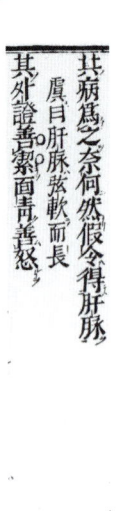

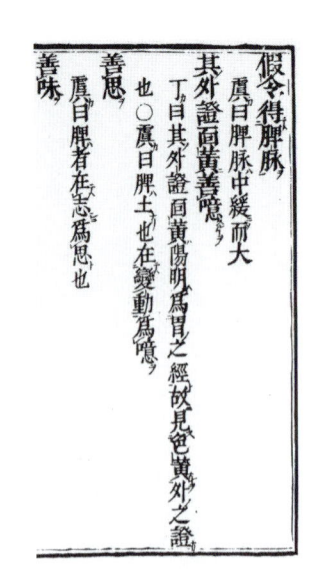

図16 ■『難經』十六難「潔」について　　図17 ■『難經』十六難「善味」について

（難経古注集成1、東洋医学研究会、1982年　より転載）

体だからもう片方は部分が来る。

　そこで僕が考えたのは、井、悪風、心下満。

　悪風は体重とか喘咳とか逆気と、つまり合の逆気は腎、経の喘咳は肺、兪の体重は脾、そうすると井の肝は悪風、そして栄の心は煩心、そういうことでこの表は完成するんです。

　次は『難経』の十六難（図16）。

　「シカルナリ其ノ病ハ内外証有リ……肝脉ヲ得ルトキハ其ノ外証潔ヲ善ム、面青ク怒ヲ善ム」

　これはね有名な中国の学者で李今庸という人がいるんですけど、『読古医書随筆』という本を書いている。その時に「潔ヲ善ム」の「潔」は「瘈（けい）」こういう字なんだ、という話をしている。

　これはどういうことかと言うと、「顔面が痙攣する、ひきつる」ということなんです。

　李今庸という人が言うには、滑伯仁もそうですけど、歴代、今の難経を研究している人もそうなんですけど、「潔」を「潔癖」だと訳す。あるいは「清潔好きだ」と訳す。でも皆さん僕を見て清潔好きだとわかります？　わかんないよね。嘘なんです、この訳は。こっち「瘈」のほうが正しい。つまり外証というのは見てわかるということ。見てすぐわかるということが外証なんです。だから「面青ク」ってわかるでしょ。「善ク怒ル」もわかりますよね。

脾のほうでいくと、「其ノ外証面黄、善クオクス」（図17）。要するによくゲップを出す。顔は黄色、「善ク思フ」要するにロダンの考える人みたいによく考える。しかし、「善ク味ワフ」はわからない。ある人の訳ではグルメだと書いてある。グルメかどうか見た目じゃわからないでしょ。

で、僕は李今庸の真似をして、善味は善沫だと学会で発表した。いっぺんでわかりますよ。これは口から泡を吐くんです。味わうなんてわからない。古典の解釈というのは、そういうふうに変だなと思う所から出発する。しかも充分自分が医古文を読みこなす能力があれば古典で言っていることを臨床に生かすことができるようになると思います。

是非とも基礎的なことを学んでほしい。皆さん、臨床に生かしたかったら自分で勉強するしかない。学校に頼っていたら駄目です。

脈診による治療というのは、脈があったものがなくなる、なくなったものがあるようになる。で、『難経』に子母補寫ってあるでしょ、子を寫すとか母を補うとか、あれはその通りなのかもしれないけど、全部の穴使えないですね、要穴は子母関係の穴しか使えない。だから一生、魚際なんか使ったことない鍼灸師とかでるんですよ。でも、そんなはずはないんだよね。ちゃんと全部の要穴を使って治療しないといけないんです。だからどうしたって、「チャングム」の医学のほうが日本の経絡治療よりずっといいです。

ただ六部定位脈診は貴重な脈診ですから、これからも発展させなければならないんですけど、もっと学問的な最先端というのかな、そのことがわからないと研究できないんですよね。だから補寫の時もそうだけど、是動所生とはなんだ、これも解決されていない。だから皆さんも、今読まなきゃならない本を1つ挙げておきます。

黄龍祥、聞いたことあるかな？『中国鍼灸学術史大綱』。これは中国の本土の簡体字の本と台湾からの繁体字で出ています。これを自分の中国語を勉強するためのテキストとして使って読みこなしてください。これで、自分が補寫の方法を読み解きたかったら、補寫の所から入ってください。経絡・経脈の所を読み解きたかったら、そこから入ってください。この人が世界の、おそらく日本の石田秀実先生を除けば、最先端。これは読んでおいて損はしないです。

で、最後なんですけど、学問の最先端が何かっていうことがわからないと、何が新しいのか何が古いのかがわからない。そうすると、学問を評価できない、どれが優れた研究か研究じゃないかわからないんですよね。

皆さんも古典を勉強するには一種の嗅覚が必要なんです。何が今必要なの

か、これからは何が足りないか、ということを見分けるようにならないとね。勉強するって、僕はねぇ、「読書百遍、意、自ら通ず」ってあるでしょ。あれはねぇ漢文にこそ相応しいんです。まぁ今まで散々基礎的なこと言いましたけど、漢文は実は「読書百遍」と同じこと。
　いろいろ言いましたけど、僕の話はこれで。わざわざありがとうございました。

あとがき

　日本における鍼灸師は医療、医術を施す立場としては世界的には特殊で、病者の状態を直接見て、聞いて、触って、判断（診断）し、その体表に鍼と艾だけで治療します。血液検査や機器による検査はできませんし、新薬、漢方薬を問わず薬も投与できません。このような中にあるからこそ井上雅文先生は、鍼灸発祥の書である『素問』『霊枢』をはじめとする中国伝統医学を拠り所とした鍼灸師の医学を目指し、人迎気口診を再構築し、臨床実践されてきたのだと理解しています。

　本書は井上先生の思うところによって発刊するに至りましたが、先生のいない今、具体的な作業は残された古典鍼灸研究会会員および編集委員が行うしかありませんでした。でき得る限り井上先生の言葉で、井上先生の理論と臨床を紹介することを目指しました。

　井上先生は日常臨床の中で、たとえば膝の悪い患者さんに「あなたの膝を治しているのではありません。あなたのからだを治療しているのです」というようなことを話されていました。本書によって少しでも、今までと違った患者さんの全体像構築のお手伝いができるならば、古典鍼灸研究会の一員としてうれしい限りです。

　最後に、本書の企画提案を出してから1年も辛抱強く待って出版に踏み切っていただいた医道の日本社の坂川慎二編集長、編集に携わっていただいた赤羽博美氏、そして当初の編集担当者だった岩花京太郎氏に心より感謝申し上げます。

2011年7月15日

古典鍼灸研究会（付脉学会）

会長　樋口　陽一